荣 获

◎ 第七届统战系统出版社优秀图书奖

◎ 入选原国家新闻出版广电总局、全国老龄工作委员会
办公室首届向全国老年人推荐优秀出版物名单

◎ 入选全国图书馆2013年度好书推选名单

◎ 入选农家书屋重点出版物推荐目录（2015年、2016年）

名医与您谈疾病丛书

白内障

（第二版）

学术顾问◎钟南山　陈灏珠　郭应禄　王陇德

总　主　编◎葛均波　张雁灵　陆　林

执行总主编◎夏术阶　李广智

名誉主编◎许　迅　郑高欣

主　编◎邹海东

中国健康传媒集团

中国医药科技出版社

内 容 提 要

　　本书以问答的形式从常识篇、病因篇、症状篇、诊断与鉴别诊断篇、治疗篇、预防保健篇讲述老年性白内障、先天性白内障、代谢性白内障、并发性白内障、外伤性白内障等的各种知识。其内容科学、实用，可供临床医生、患者及家属阅读参考。

图书在版编目（CIP）数据

白内障 / 邹海东主编 . —2 版 . —北京：中国医药科技出版社，2021.1

（名医与您谈疾病丛书）

ISBN 978-7-5214-2009-8

Ⅰ.①白…　Ⅱ.①邹…　Ⅲ.①白内障 - 防治 - 问题解答　Ⅳ.① R776.1-44

中国版本图书馆 CIP 数据核字（2020）第 173581 号

美术编辑　陈君杞
版式设计　南博文化

出版　**中国健康传媒集团** | 中国医药科技出版社

地址　北京市海淀区文慧园北路甲 22 号

邮编　100082

电话　发行：010-62227427　邮购：010-62236938

网址　www.cmstp.com

规格　710 × 1000mm $\frac{1}{16}$

印张　12 $\frac{1}{4}$

字数　170 千字

初版　2009 年 4 月第 1 版

版次　2021 年 1 月第 2 版

印次　2022 年 9 月第 2 次印刷

印刷　北京市密东印刷有限公司

经销　全国各地新华书店

书号　ISBN 978-7-5214-2009-8

定价　**36.00 元**

获取新书信息、投稿、为图书纠错，请扫码联系我们。

出版者的话

党的十八大以来，以习近平同志为核心的党中央把"健康中国"上升为国家战略。十九大报告明确提出"实施健康中国战略"，把人民健康放在优先发展的战略地位，并连续出台了多个文件和方案，《"健康中国2030"规划纲要》中就明确提出，要加大健康教育力度，普及健康科学知识，提高全民健康素养。而提高全民健康素养，有效防治疾病，有赖于知识先导策略，《名医与您谈疾病丛书》的再版，顺应时代潮流，切合民众需求，是响应和践行国家健康发展战略——普及健康科普知识的一次有益尝试，也是健康事业发展中社会治理"大处方"中的一张有效"小处方"。

本次出版是丛书的第三版，丛书前两版出版后，受到广大读者的热烈欢迎，并获得多项省部级奖项。随着新技术的不断发展，许多观念也在不断更新，丛书有必要与时俱进地更新完善。本次修订，精选了44种常见慢性病（有些属于新增病种），病种涉及神经系统疾病、呼吸系统疾病、消化系统疾病、心血管系统疾病、内分泌系统疾病、泌尿系统疾病、皮肤病、风湿类疾病、口腔疾病、精神心理疾病、妇科疾病和男科疾病等，分别从疾病常识、病因、症状表现、诊断与鉴别诊断、治疗和预防保健等方面，进行全方位的解读；写作形式上采用老百姓最喜欢的问答形式，活泼轻松，直击老百姓最关心的健康问题，全面关注患者的需求和疑问；既适用于患者及其家属全面了解疾病，也可供医务工作者向患者介绍病情和相关防治措施。

　　本丛书的编者队伍专业权威，主编都长期活跃在临床一线，其中不乏学科带头人等重量级名家担任主编，七位医学院士及专家（钟南山、陈灏珠、郭应禄、王陇德、葛均波、陆林、张雁灵）担任丛书的学术顾问，确保丛书内容的权威性、专业性和前沿性。本丛书的出版不仅是全体患者的福音，更是推动健康教育事业的有力举措。

　　本丛书立足于对疾病和健康知识的宣传、普及和推广工作，目的是使老百姓全面了解和掌握预防疾病、科学生活的相关知识和技能，希望丛书的出版对于提升全民健康素养，有效防治疾病，起到积极的推动作用。

中国医药科技出版社

2020年6月

再版前言

光阴荏苒。2008年奥运会前后，我们团队紧锣密鼓地撰写、讨论、修改、完善《名医与您谈疾病丛书——白内障》科普书第一版时的场景，仍历历在目。12年后，第二版又将面市了。

我至今还记得，2009年第一版出版发行后，有不少老病友拿着自购的书来门诊和病房找我签名。他们说，这本书更新了他们的理念，对他们选择白内障手术的时机，或者做好白内障手术后的康复，或者日常生活中眼健康的保护等都给出了许多可行、可信的建议。谈笑间，我深深体会到，科普书籍真的是医患间沟通之桥的延续，是让病友们摆脱"被动健康"而进入"主动健康"的有效良策。

本书新版参考了第一版的架构，仍分为常识篇、病因篇、症状篇、诊断和鉴别诊断篇、治疗篇和预防保健篇，以日常医患沟通中我们常常被患者询问的问题作为每个知识点的引子，读者朋友们可根据需要去直接查找答案。根据对白内障的认识和治疗技术的发展变化，编委们增加了如"飞秒激光辅助白内障手术""视频终端综合征"等新的内容。当然，在日新月异的信息爆炸时代，编委们无法把所有的最新知识整合到这本小小的科普书中，不尽之处，请读者朋友们见谅。书中涉及的药物，仅供参考，因为存在个体差异和复杂的药物相互作用，请读者朋友们一定要在医生的指导下使用，不要自行用药。

感谢所有参与本书编写的编委和提供帮助的同事们、朋友们。本着"求实、规范、生活化"的编写宗旨，本书凝集着他们笃志好学、精耕细作的汗水。特别感谢张兴儒副主编，本书中浓墨重彩的预防保健篇主要源自他的心血，深深缅怀这位好医生，我的好兄长和好战友。

我相信，数字化媒体提供的碎片化健康信息是"小食"，要把握自身的整体健康，还是要依靠书籍这样系统化的"正餐"。

祝所有的朋友们、病友们都能拥有光明而健康的人生。

编者

2020年7月

目录

常识篇

病因篇

症 状 篇

诊断与鉴别诊断篇

治疗篇

预防保健篇

常 识 篇

◆ 眼睛的基本结构有哪些?

◆ 眼附属器是什么?

◆ 视觉通路是什么?

◆ 眼球真的是球形的吗?

◆ 眼球壁包括哪些结构，它们的作用有哪些?

◆ ……

眼睛的基本结构有哪些？

让我们先从眼睛的基本结构分析开始，再逐渐过渡到晶状体和白内障吧。

如果说"眼睛是心灵的窗户"，那么这扇窗户肯定是全世界最精细、最奇妙的。说它精细，是因为在深不过5cm，容量不到30ml的范围里，集中了大量的组织。说它奇妙，是因为就靠这些组织，我们能感知五彩缤纷的美丽世界。

眼是视觉器官，主要包括眼附属器、视路和眼球三个部分，还有眼的血液循环、感觉和运动神经系统等。

眼附属器是什么？

眼附属器包括眼睑、泪器、结膜、眼外肌和眼眶。眼睑就是俗称的"眼皮"，包括上眼睑和下眼睑，是保护眼球的第一道屏障。泪器就是眼泪分泌和排出的器官，包括分泌泪液的泪腺和副泪腺，排出泪液的泪小点、泪小管、泪囊和鼻泪管。泪液的作用包括润滑眼球表面，保护角膜和结膜，抑制局部微生物生长以及向角膜提供必需的营养物质等。结膜是覆盖在眼睑内面和眼球表面的透明的薄黏膜，俗称的"白眼球"的最外一层就是结膜。正常的每个眼睛都有6条眼外肌，是控制眼球自如运动的器官。眼眶是由额骨、颧骨、蝶骨、筛骨、腭骨、上颌骨和泪骨共同组成的，四边菱锥形骨腔，是容纳眼球的场所。

视觉通路是什么？

视觉通路是指视觉纤维由视网膜到达大脑皮质视觉中枢的传导径路。我们可以把视觉纤维想象成极其精细的"光纤"，但它们传输的不是光信号，而是视觉信息。人眼视网膜是这些"光纤"的起点，它感知外界世界的形象，转换成生物电信号，通过无数条"光纤"，分别传递不同的信号。

然后，这些"光纤"组成犹如"尾巴"一样连在眼球后方的视神经、在人脑内蝶骨上方的视交叉、视束、外侧膝状体、视放射，到达大脑后下方的枕叶视皮质，然后被大脑分析，识别，从而能认识外界形象。

眼球真的是球形的吗？

我们俗称的"眼睛"在医学上一般称为眼球，这是因为它近似球形，只是前后径略长于垂直径和水平径。正常眼球的前后径在出生时约16mm，随着人体的生长发育，到3岁时已达到约23mm，到成年后平均约24mm，和普通鹌鹑蛋的短径相仿。

医学上，又把眼球分成外面的眼球壁和里面的眼球内容物两部分。

眼球壁包括哪些结构，它们的作用有哪些？

薄薄的眼球壁又可分为3层，最外面的一层叫纤维膜，包括前1/6范围的角膜，也就是我们日常生活中常说的"黑眼珠"部分的最外一层，以及后5/6范围瓷白色的巩膜，也就是我们日常生活中常说的"白眼珠"部分。角膜和巩膜共同保护着眼球内部的组织，也维持着眼球的"球形"形状。角膜横径约11.5~12mm，垂直径约10.5~11mm，中央部厚度仅0.5~0.55mm，周边部厚度约1mm。角膜的透明性是我们能看到外界世界的第一道关口。另外，角膜也是人类眼睛最主要的屈光介质，相当于43D左右的凸透镜，这在下文中会详细地解释。

中间一层叫葡萄膜，因为它富含黑色素和血管，在色泽上像紫色葡萄的外皮，所以得名。葡萄膜从前到后，又分成虹膜（中间是瞳孔）、睫状体和脉络膜3个部分，他们的作用包括调节瞳孔大小从而控制进入眼内的光线，保证看外界的清晰度；分泌房水；营养、遮光和温度调节等。葡萄膜最常见的病变叫葡萄膜炎。

最里面的一层就是视网膜，由无数的视觉神经细胞及相关的辅助细胞、还有微小的血管等组成，大量的细胞就像超级电子计算机，组成了庞大的信息网络，将人眼感受到的外界光线和物体形态等信息，通过视觉纤维层层传递到大脑，被我们的大脑所认识。视网膜是透明的一层薄膜，最薄的地方就是其后部中央的中心凹区域，医学上叫黄斑。黄斑中央还有一个小的凹陷，叫作黄斑中心小凹，这里的视网膜厚度仅约150μm。黄斑区仅占整个视网膜面积的不到5%，但它却是人眼视觉最敏锐的部位，对应的是我们人眼视物的中央部分，承担着分辨精细物体，读书看报，感知不同颜色等重要任务。其余95%面积以上的周边视网膜承担着看清楚周边事物的任务。

眼球内容物包括哪些结构，它们的作用有哪些？

正常的眼球内容物包括房水、晶状体和玻璃体三种透明物质，是外界光线到达视网膜的必经之路。再加上透明的角膜，它们4个统称为眼的屈光介质。

先说房水。房水是眼球内一直运动着的特殊成分的液体，填充着人眼球内部的前部分约2.5ml的腔隙。房水是由睫状体分泌产生的，每分钟产生约2~3μl，然后绕过晶状体，经过瞳孔，到达虹膜前、角膜后的区域，即前房，然后在前房角部位被吸收。其主要作用是维持眼内代谢和调节眼球压力。

再说玻璃体。玻璃体是透明的"果冻"样的胶质体，填充着人眼内部的后部分约4.5ml的腔隙。玻璃体的黏胶特性，形成了眼内独特的"垫子"，支撑着晶状体、视网膜等周围组织，也在人眼球受到外力冲击时起到了"减震器"的作用。

什么是晶状体，它的主要功能是什么？

晶状体，也可简称为晶体，就是在眼球内，位于虹膜之后，玻璃体之前，富有弹性，橄榄形，类似双凸透镜的透明体样结构。晶状体是通过一些小的纤维条索，医学上称为晶状体悬韧带，与睫状体相连，从而像吊床一样，被悬挂在眼内的。

正常的晶状体是没有血管、透明的、有弹性、前表面和后表面凸度不一致的双凸透镜，屈光力（即对光线屈折的能力）约19D，就如同照相机的镜头，使得进入眼内的光线发生屈折，从而把外界的宏观世界的影像成比例地缩小。正常情况下，缩小后的影像将精确而清晰地投影在眼球的视网膜上，被视网膜细胞感知，进而通过神经信号传递，被我们的大脑分析和认识。就这样，我们才能准确获取外部世界在视觉上的信息。

角膜、房水和玻璃体也都参与了这个屈折光线的作用，这就是它们被统称为眼屈光介质的原因。

此外，晶状体还具有调节焦距的功能，它也是眼屈光介质中唯一可调节的部分。

当睫状体收缩时，悬韧带放松了，晶状体靠它自身的弹性回弹，前后凸度增大，屈光力增强，阅读（即看近）时，就需要这种增加屈光力的调节。看远处时，睫状肌放松，悬韧带被绷紧，晶状体的前后凸度缩小变平缓，屈光力减低。所以说：在举目望远时，我们的眼睛是处于比较放松的状态，眼睛就是通过晶状体对屈光的调节，就像照相机变焦一样，保证了我们在看远和看近时都能有一个清晰的图像落在视网膜上。当晶状体的弹性下降，睫状体的力量减弱时，晶状体对屈光的调节能力就减退了，这就是我们通常所说的"老花眼"，医学上称为老视。

最后，我们来一起揭示一下人的眼睛能看清楚这大千世界的奥秘。眼科医生常形象地把眼球比作一台性能卓越的"照相机"："镜头"是角膜和晶状体，富有弹性的晶状体负责调节焦距；"取景框"是虹膜中央的瞳孔，在自如地扩大缩小；"底片"是视网膜；巩膜是相机的"外壳"；"暗箱"是脉络膜。外界事物发出的光线和反射的光线先透过角膜，产生屈折；然后经过瞳孔控制，仅让适宜强度的光线通过；再经过晶状体进一步屈折和调节焦距；然后穿过透明的玻璃体，到达视网膜；最后被视网膜分析后上报给大脑分析。整个过程精确、迅捷、高效，巧夺天工！

晶状体的解剖结构是怎样的？

晶状体为富有弹性，形似双凸透镜的透明体，借晶状体悬韧带与睫状体相连接，固定于虹膜之后、玻璃体之前。一般医学上，以晶状体为界，将眼球分为眼前段（指晶状体之前的所有眼球组织，包括晶状体）以及眼后段（指晶状体之后的所有眼球组织）。

就像双凸透镜一样，晶状体也分为前后两面，前面的曲度较小，曲率半径为9~10mm，后面的曲度较大，曲率半径为5.5~6mm，两面交界处为晶状体赤道部，与睫状突相距约0.5mm，两面的顶点分别称为晶状体前极和后极。晶状体直径约9~10mm，厚4~5mm。

人的胚胎还在母亲的子宫里的时候，发育初期胚胎长仅4~5mm时，就由神经外胚层上的表面外胚层增厚形成了晶状体的雏形：晶状体板。胚胎长9mm时，晶状体泡形成。胚胎发育到7个月前，晶状体呈球形。以后，晶状体的水平径和垂直径继续增长，前后径相对稳定，最终形成双凸的透镜。

晶状体的重量，在出生时约65mg；20岁时150mg；40岁时190mg；80岁时240mg；90岁时260mg。

晶状体的成分：2/3是水，1/3是结构蛋白质，此外还含有氨基酸、类脂物、微量元素等非蛋白质成分。在蛋白质中，90%是水溶性蛋白质，这种小颗粒的水溶性蛋白质对光的散射相当一致，不影响晶状体的透明度。还有10%左右的不溶性蛋白质，是一种高分子量的类白蛋白，主要分布在晶状体核内（即中心部）。

晶状体由晶状体囊、晶状体上皮、晶状体实质及晶状体悬韧带四部分组成。

（1）晶状体囊　是晶状体最外面的一层透明囊膜，如同外壳，包绕着整个晶状体，具有弹性，由为数众多的板层相叠而成。晶状体囊富含Ⅳ型胶原蛋白、层黏蛋白、肝素硫酸蛋白和少量纤维连接蛋白，仅允许分子量很小的物质透过。前表面的囊膜（即前囊）及赤道部囊膜较厚，近赤道部最厚（可达23μm），后表面的囊膜（即后囊）较薄。晶状体囊的弹性可影响晶状体的调节力，其完整性又是维护晶状体透明的重要保证。晶状体囊一旦受伤破损，水分和大分子量的物质可进入晶状体内而致晶状体混浊形成白内障。

（2）晶状体上皮　在内层贴着前囊及赤道部囊膜的细胞，单层，立方体样形状，相邻的细胞间彼此有类似"锁链"样的结构，医学上称为紧密连接、缝隙连接或桥粒等结构，紧紧相连接，阻止了大分子量的物质穿过。后囊下是没有上皮细胞的。晶状体上皮是形成晶状体内部晶状体纤维的前体细胞，处于前囊膜中央区的细胞不分裂增殖，而赤道部的细胞增殖活性强，终生都持续分裂。简单来说，细胞分裂就是指一个细胞分化出一模一样的两个细胞。分裂出来的新细胞向晶状体内部生长，细胞变得细长，即晶状体纤维。晶状体上皮细胞的增殖、分裂和变化等受到房水和玻璃体中的一些小的蛋白质即称为生长因子的调节和控制。

（3）晶状体实质　由排列致密的晶状体纤维组成，成人的晶状体实质由核及皮质组成，可以将它们想象成蛋黄和蛋清，前者在中间，约占晶状体实质的84%，后者在周边，约占16%（平均年龄为61岁时），但并不能将两者完全分开。晶状体核从最里层向外层，还可进一步分为胚胎核（由胚胎晶状体泡发育而来）、胎儿核（在出生前形成）、婴儿核（4岁前形成）和成人核（性发育成熟前形成）。晶状体皮质亦可从最外层到里层分为浅层、中间、深层皮质。有时将形成婴儿核和成人核的这部分称为核上区，而将深层皮质与成人核之间的区域称为核周区。晶状体纤维之间紧密连接，排列规则，保证了晶状体的透明性和光学特性。随着年龄增长，晶状体核逐渐浓缩、扩大，其弹力减弱，调节力下降而出现老视。

（4）晶状体悬韧带　是连接晶状体赤道部与睫状体的纤维组织，由透明、坚韧、缺少弹性的原纤维组成。从睫状体发出，到达晶状体赤道以及距赤道部1~2mm的区域，埋入晶状体囊1~2μm。晶状体悬韧带的主要功能是固定并保持晶状体的正常位置。因先天发育异常或外伤等原因所致的晶状体悬韧带断离，可引起晶状体脱位或半脱位。完全脱位的晶状体可脱位于玻璃体或前房内，眼球破裂伤造成的晶状体脱位，晶状体可脱出于眼球外。

前房和前房角是什么？

前房是与白内障手术、青光眼的发病和手术等密切相关的结构，指的是角膜与虹膜、瞳孔区晶状体之间的空间，内部充满房水，容积约为0.2ml。与之对应的还有一个名词叫后房，是指虹膜后到玻璃体前之间的空间，内部也充满了房水。

前房角是前房周边的角落，是角膜边缘后面与虹膜周边根部前面构成的隐窝，是房水排出的主要通道。

前房角里藏着人眼重要的组织——小梁网。小梁网是由许多富含小孔的薄层组织重叠排列组成的，80%的房水是从小梁网中的小孔进入眼球的静脉系统，再排出眼外。

所以，如果前房很浅，前房角就可能很狭窄，房水通过小梁网的孔隙排出也将受到阻碍，这时，房水继续不断产生，但难以排出，眼球的内容物含量将不断上升。眼球壁具有一定的弹性，但并不能无限扩张。所以，随着眼球内容物含量的增加，作用在眼球壁上的压力（即眼压）也将增加，对组织，特别是视觉纤维造成损伤，这就是青光眼发病的主要原因。

如果前房角不狭窄，但小梁网中的孔隙被异常阻塞的话，房水的排出阻力也会增大，结果也会造成异常的眼压升高。

正常的晶状体为什么是透明的？

正常晶状体保持透明的原因有：

（1）晶状体本身无血管，也就没有血管或血细胞来遮挡外界光线。

（2）晶状体纤维排列整齐，规则有序，光线穿过的时候，折射和反射发生较少。

（3）晶状体内的离子、水分和pH值水平等均相对稳定。

（4）晶状体囊膜和上皮细胞之间的连接使得大分子量的物质难以穿过，避免了毒性物质损伤正常晶状体组织。

（5）在强烈阳光照射等外界因素引起晶状体内物质氧化后，晶状体内特有的α-晶状体蛋白可起到"清道夫"样作用，促使热变性的蛋白溶解，使得蛋白质变性后再恢复原有的特性。

以上这些原因，保证了晶状体的透明性，这也是晶状体作为重要的屈光介质的基础。

晶状体有哪些功能？

人们常把眼睛比作照相机，照相机有镜头、光圈、暗箱、底片和调节装置，人眼的结构也十分相似，角膜和晶状体相当于镜头，瞳孔相当于光圈，脉络膜相当于暗箱，视网膜相当于底片。可见晶状体在眼内的位置是相当重要的。

晶状体的功能是：

（1）聚光成像功能　晶状体是凸透镜，可使外来的平行光线发生屈折，然后会聚在视网膜上，通过神经传导至视中枢，使人们感觉到物体的形象。如果晶状体发生混浊，则光线通过时可发生散射或不能通过，也就不能聚在视网膜上，人们就看不清东西了。这就像照相机镜头混浊，光线不能通过镜头到达底片，就不能拍出清晰的照片一样。

（2）调节焦距功能　我们都知道照相机在使用时要对好焦距，这样才能拍出清晰的照片，要对好焦距并不简单，而我们的眼睛要看清远处或近处的物体，连一眨眼的工夫也不需要，而且一点也不吃力就能顺利地做到，给生活带来很大的方便，这个功能应该归功于晶状体的调节能力。眼的调节功能主要是由晶状体和睫状肌来完成的。当人们注视近处物体时，睫状肌收缩，晶状体悬韧带松弛，晶状体变凸，因此屈光力加大，使近处的物体的像落在视网膜上，反之，看远处物体时，睫状肌放松，使晶状体悬韧带紧张，晶状体弹性回缩，曲度扁平，屈光力减弱，使远处物体的像落在视网膜上。人的眼睛就是通过睫状肌和晶状体的一张一弛来适应物像变化的要求，这就是晶状体的调节能力。这种调节能力在幼小时很强，人在年轻时看远、近物体很清楚，随着年龄增长，调节能力逐渐减弱，当减退到一定程度，看近处物体就不太清晰了（例如看书），就会出现"老花眼"，减退的越多，老花眼的度数也越深。

（3）阻挡紫外线功能　晶状体还有一个功能就是它能过滤掉一部分紫外线，从而保护视网膜免受紫外线的损害。随着年龄的增长，晶状体透明度逐渐减低，晶状体核也趋于硬化，硬化程度越高，其吸收短波紫外线的能力也越强，可免受紫外线对视网膜的损害，对视网膜起保护作用。然而与此同时，晶状体也做出了自我牺牲，本身受到紫外线的伤害，晶状体渐渐地由透明变得混浊，妨碍了外界光线顺利地进入眼内，看东西也渐渐模糊起来。我们接触到的紫外线多来自太阳光，阳光照射到眼睛的时间越长，晶状体发生混浊就越快，白内障发生得也早，这是应该及早注意的，在强烈阳光下可配戴防紫外线的有色镜片。此外，在手术摘除晶状体后应当配戴防紫外线的镜片，以保护视网膜不受损害。

什么是白内障？

无论哪种原因如引起晶状体混浊，使其透明性下降，就是白内障。这些原因包括先天性或者后天性因素，例如遗传、代谢异常、外伤、辐射、中毒、营养障碍等。从医学解剖学上来讲，只要晶状体表面或晶状体内任何部位或大或小的混浊，都称为白内障。但事实上，完全透明的晶状体几乎没有，很多是有着局限性或孤立性微细点状的混浊，且对视力没有任何影响，也不需进行任何治疗，因此，从医学的角度，从有治疗意义的角度考虑，则是以对视力产生影响的混浊才定为白内障。世界卫生组织（WHO）从群体防盲治盲的角度出发，将晶状体混浊且矫正视力（即验光后佩戴眼镜再检查得到的视力）低于0.5者才称为白内障。目前白内障还是全球第一位的导致失明的眼病。

黑眼珠发白就是白内障吗？

不一定。人们常说的"黑眼珠"指的是从正面看人眼睛中央黑色的区域。正如前文所说，"黑眼珠"中最前面一层是角膜，后面是眼睛内部的结构。严重的患白内障的眼球，从正面看，"黑眼珠"中央是白色的。但是，引起黑眼珠发白的疾病除白内障之外，常见的还可以有以下几种：

（1）角膜白斑（斑翳）　由于角膜外伤或角膜的疾病造成角膜组织瘢痕形成。透明的角膜部分或全部呈乳白色混浊，常见的病因有：细菌性角膜炎、真菌性角膜炎、单纯疱疹病毒性角膜炎、角膜软化症、棘阿米巴角膜炎、角膜基质炎、神经麻痹性角膜炎、暴露性角膜炎、蚕食性角膜炎等。肉眼看上去，角膜白斑部分或全部呈白色，而白内障患者"黑眼珠"部分最外面一层（即角膜）是透明的，透过角膜，看到瞳孔区后的晶状体是白色的。

（2）眼内炎　各种原因造成眼内组织发炎、玻璃体积脓、前房积脓，可造成瞳孔区发白。

（3）Coats病　多为健康男性青少年，单眼发病，眼底的特点为存在视网膜血管异常的扩张，常见微血管瘤，视网膜下大量黄白色渗出，伴有出血和胆固醇结晶的彩色反光，可继发渗出性视网膜脱离，瞳孔区可呈白色。

（4）早产儿视网膜病变　患儿有早产史，低体重，有吸入高浓度氧史。由于早产，视网膜血管尚未发育完全，吸入高浓度氧后，抑制了周边毛细血管的发育，待停止吸氧后，因周围部缺血、缺氧，于生后4~6个月双眼发生程度不等的增殖性病变，严重者发生牵拉性视网膜脱离而致盲，瞳孔区可呈白色。

（5）视网膜母细胞瘤　是婴幼儿最常见的眼内恶性肿瘤，90%发生于3岁以前。患儿视网膜上有圆形或椭圆形边界不清的黄白色隆起的肿块，以后极部偏下方为多见，肿块的表面可有视网膜扩张或出血，或伴有浆液性视网膜脱离。肿瘤团块可播散于玻璃体及前房中，造成玻璃体混浊，可呈白色外观，亦可造成假性前房积脓，或在虹膜表面形成灰白色肿瘤结节。肿瘤长大引起眼内压增高，可见角膜上皮水肿、角膜变大及眼球膨大。晚期，肿瘤可穿破眼球壁，表现为眼球表面肿块或眼球突出等。肿瘤细胞可经视神经或眼球壁上神经血管的孔道向颅内或眶内扩展，或经淋巴管向附近淋巴结、软组织转移，或经血循环向全身转移，导致死亡。

（6）弓蛔线虫病　儿童喜欢玩狗等小动物，这些动物常具有传染性和存在多种寄生虫，弓蛔线虫是其中一种。儿童被感染后，患儿眼底可出现视网膜脉络膜肉芽肿或炎性玻璃体混浊，瞳孔区可呈现白色反光。

（7）无晶状体眼视网膜脱离　无晶状体眼患者如果发生严重的视网膜脱离，脱离的视网膜隆起度高，面积大，则通过瞳孔区可见到白色的反光。

"眼翳"与白内障的区别有哪些？

人们常讲的"眼翳"一般是指医学上的角膜白斑、角膜血管翳与翼状胬肉。

（1）角膜白斑　角膜白斑是严重的角膜炎或角膜外伤后留下的后遗症。角膜组织分为5层，其中，除了上皮细胞层和后弹力层损伤后可再生外，其余各层（前弹力层、基质层、内皮细胞层）均不能再生，前弹力层和基质层损伤后，是以瘢痕形式愈合的。病变严重者，角膜的透明性丧失，而以白色的瘢痕代替。引起角膜白斑的常见病变有：角膜外伤、细菌性角膜炎、真菌性角膜炎、单纯疱疹病毒性角膜炎、角膜软化症、棘阿米巴性角膜炎、角膜基质炎、神经麻痹性角膜炎、暴露性角膜炎、蚕食性角膜炎等。肉眼看上去，角膜白斑部分或全部呈白色，而我国黄色人种白内障患者"黑眼珠"部分最外面一层（即角膜）是透明的，透过角膜，看到周围环形的虹膜区是黑色的，中央瞳孔区里面的晶状体是白色的。

（2）角膜血管翳　发生于严重的沙眼及角膜热烧伤后，患者有明显的疾病或外伤史，角膜混浊，角膜表面可见红白相间的新生血管区域。但患者瞳孔区里可以是透明的。

（3）翼状胬肉　以睑裂部肥厚的球结膜及其下的纤维血管组织呈三角形向角膜侵入的形态似昆虫翅膀而得名。多在睑裂斑的基础上发展而来。

近地球赤道部和户外工作的人群（如渔民、农民）发病率高。可能与紫外线照射、气候干燥、接触风尘等有一定关系。患者可单眼或双眼同时发病。翳肉可见于鼻侧或颞侧，甚至两侧同时存在，以鼻侧多见，翳肉大时可遮盖瞳孔区而造成视力障碍。病变发生于结膜及角膜组织，患者晶状体是透明的。

看不见就一定是白内障吗？

白内障是人类光明的大敌！

从前文中，相信您很容易理解：发生了白内障以后，就像照相机镜头变混浊了，光线难以照射至胶卷——眼底视网膜，也就难以获得良好的图像，患者有视物不清、视力下降的感觉，起初稍有视物模糊，逐渐加重，最后就只能分辨光亮而看不清东西了。

但是，看不见物体不一定就是白内障，还有许多疾病可以像白内障一样造成视力下降。正如前文所说，所有影响光线正常进入眼内，在视网膜上成像，再传入大脑，最终得到大脑正确分析的疾病都可以导致"看不见"。

得了白内障一定会失明吗？

首先，必须明确2点：①并非所有的晶状体混浊都是"白内障"。随着我国人民经济、医疗卫生条件的提高，很多地区，或是单位都会组织定期的体检，有时候，就会发现有"晶状体混浊"，但此时视力仍可以尚佳，如1.0。其原因从前面的叙述中，不难解释，只有通过瞳孔这个"光圈"的光线受到影响，视力才会下降，如果晶状体的混浊在周边部，在虹膜后面，就不会影响视力。从前文所说的"白内障"的定义中，也特地包括视力标准在内。②并非所有的白内障都会发展到严重影响视力的水平。还是有相当部分的白内障病变，终生稳定在仅轻度影响视力的水平。

即使白内障病变很严重，也不用恐慌，它不是一种绝症，也没有传染性。目前随着科技的进步，医疗仪器及技术进一步发展，如接受超声乳化吸除+人工晶状体植入术，大多数白内障患者都会获得比较良好的视力。

但是若白内障患者还患有其他严重影响视力的眼疾，如青光眼、葡萄膜炎、糖尿病性视网膜病变、视网膜脱离等疾病，患者没有得到及时有效的治疗，就会造成患者失明。

得了白内障眼睛会疼痛吗？

从前文对晶状体结构的叙述中，我们可以发现，晶状体内是没有神经的。所以，单纯的白内障只引起视力的逐渐下降，而不是有任何疼、痒等感觉。

但是，在老年性白内障逐渐成熟过程中，晶状体可以逐渐膨胀，变大，在这期间，晶状体就像小溪中不断膨胀的巨石，可能会导致眼内"溪流"——房水循环障碍。一方面，睫状体还在持续分泌房水，另一方面，房水流动又受到阻碍，无法进入正常吸收通道，水越积越多，眼压就会不断升高，从而导致青光眼的发生。这时就会出现眼胀痛，还可能伴有偏头痛、恶心、呕吐，严重者还会有一大堆后遗症。所以，对于不断膨胀的晶状体，建议可尽早处理。

得了白内障一定要马上治疗吗？

许多人是在常规的每年体检中，被检查的医师告知："你有白内障了"。但事实上，其中的大部分只是存在轻微的晶状体混浊，视力可能仍在0.8，甚至1.0左右，从世界卫生组织的定义而言，还够不上"白内障"的标准。这时，一般都不考虑手术治疗。

有些药物据称"能够减缓白内障的发展"，但是到目前为止，还没有一种药物被明确认定为可治愈白内障。

如果是在视力已经明显下降，或者视力略有下降，但自己感觉生活工作已受到很大影响时，再经医生诊断为"白内障"，而且适合手术的时候，在充分的准备后，可以马上手术治疗。

在家里能自我检查到白内障吗？

得了白内障后，最常见的感觉就是视物逐渐模糊，视力逐渐下降，而且是没有疼痛的。

但是，一般很难在家中，通过照镜子的方法检查到白内障。道理很简单，我们的眼球最外面的是角膜，晶状体还藏在瞳孔后方，如果没有专业的眼科知识或是专门的眼科检查设备，是难以发现晶状体混浊的。另外，如果是虹膜后方的周边部分晶状体发生混浊，就更加发现不了了。绝大多数情况下，患者必须到医院去，经眼科医生的检查才能发现白内障。

只有到了成熟期白内障，晶状体完全变成乳白色混浊，在家里通过照镜子，自己能够检查到瞳孔正中的"白色"。此时，视力已经很差，基本上必须接受手术治疗了。

白内障与性别有关吗？

在国内外的一些研究中，女性人群中老年性白内障的发病略高于男性人群，并且认为这与女性更年期体内激素水平的变化有关。但也有一些研究并没有发现不同性别间白内障发病的差别。

外伤性白内障中，男性患者比女性多，这是因为男性从事体力劳动的机会可能多于女性，也就增加了外伤的风险。

有些先天性白内障，是与不同的性别相关的，这是遗传学上的问题，在这里不再赘述了。

白内障与人种有关吗？

白内障的发生是不分人种的：白种人、黄种人、黑种人都可发生白内障。

国外曾开展过不同人种的白内障发病情况研究，结果发现，眼睛的颜色似乎与白内障发病有一定关系，如眼睛颜色浅的人患白内障的比例比眼睛颜色深的人高。也就是说，白色人种白内障的发病率可能比黄色人种或黑色人种高。研究组推测，这可能是由于浅色眼睛对光线更为敏感，或者是浅色的虹膜对强光线的遮挡不如深色虹膜的缘故，但最后结论还有待进一步研究证实。

我国有多少白内障患者？

我国白内障患者的数量是很难估算的。一方面，我国幅员辽阔，不同地区间的经济水平与医疗水平差距巨大；另一方面，我国也缺乏全面翔实的流行病学调查资料，无法获取准确的信息。

初步估计，目前我国仍是世界上盲人绝对数量最多的国家，达到600万人，其中有60%是由于白内障造成的。

我国北方人比南方人更容易得白内障吗？

可以肯定的是，高强度的日光照射和紫外线辐射下，白内障发病将增加。法国的一项研究选择了南部地中海沿岸城市中2500名60岁以上老人作为研究对象，结果发现，在阳光充足地区生活时间长达30年以上者和在工作和生活中经常接触强光者，如电焊工和喜欢户外活动的人，患白内障的比例大大高于其他人群。相反，渔民虽然经常在户外作业，但由于经常是在夜间、清晨或傍晚工作，实际上暴露在强光下的时间并不多，所以患白内障的比例相当低。此外，习惯佩戴太阳镜的人比其他人患白内障的比例低40%。

几乎所有大于300nm的紫外线均能穿过正常人的角膜和房水，随着年龄的增长，紫外线将产生荧光色基在角膜内蓄积。波长小于300nm的紫外线，因臭氧层的存在而不能达到地球表面。目前已知长波紫外线

（300~400nm）可造成晶状体蛋白质的化学变化及生长活跃的上皮细胞的病变。有实验表明，大剂量紫外线辐射，可诱发老鼠的急性白内障。人眼晶状体终生处于紫外线照射下。正常情况下，虽然只有少量的阳光射线进入眼内，但晶状体长期遭受紫外线照射后，可产生累积性的光化学损伤。除阳光外，人为的紫外线辐射也有作用，如摄影灯、某些工业生产中的光照等。

另外，目前也已在鼠、兔的实验性白内障中得到证实：晶状体比其他眼组织能更有效地吸收长波紫外线。光化学累积损伤的结果，可产生晶状体显色团。当晶状体老化时，紫外线产生的荧光显色团数目和浓度均有所增加。照到晶状体的紫外线，几乎全部被游离分散的小分子和蛋白芳香族基团吸收。光化学激发自由基，使色氨酸和其他芳香族氨基酸转化为光氧化产物（主要是带颜色的荧光化合物），且聚集在老年人晶状体和带颜色的白内障中。具有荧光性的化合物与蛋白质结合，可转化为不可溶的蛋白质，并进一步氧化。在晶状体蛋白质缓慢更新和高度稳定的发育过程中，最终就导致了白内障的发生。

我国南方人比北方人更容易得白内障，因为我国南方更接近赤道区，日照量要比北方强，接受紫外线照射的量更大。

我国高原地区人群比平原地区人群更容易得白内障吗？

是的。正如前文所说，是因为高原地区的紫外线强于平原地区，高原地区人群较平原地区人群接收了更多的紫外线照射。因此，我国西藏地区白内障的发病是全国最高的。

我国农村人群比城市人群更容易得白内障吗？

我国农村人群白内障发病的确高于城市人群。可能的原因为：

（1）农村人群长期在田间耕作，防护措施差，接受日光照射量大，晶状体更容易受到紫外线辐射损伤。

（2）农村人群经济条件一般不如城市人群，长期饮食中蛋白质摄入量少，贫血或营养障碍的比例高，晶状体细胞更容易受到损伤。

年纪大了都会得白内障吗？

最常见的白内障类型是年龄相关性白内障，以往也称为"老年性白内障"。顾名思义，肯定和高龄相关。但是，并不是所有老人都会得白内障。

老年性白内障的形成，不是单一原因所引起，年龄仅仅是其中一个可能的因素而已，它是有着相当复杂的因素累积的结果。这里有个人身体健康方面的原因，也有周围环境的影响。老年性白内障的病因较为复杂，可能是环境、营养、代谢和遗传等多种因素对晶状体长期综合作用的结果。流行病学调查研究表明，过多的紫外线照射、过量饮酒、吸烟、妇女生育多、心血管疾病、高血压、精神病、外伤等与白内障的形成是有关系的。

从个体而言，首先是随着年龄的增长，晶状体的结构逐渐走向衰老，构成晶状体的蛋白质也会逐渐老化，由可溶性蛋白变成不溶性蛋白，这表现在年龄越大的人发生白内障的机会也越大。另外，生活中的多种慢性疾病对白内障的发生发展也起促进作用。

在环境中，特别是日光中的紫外线照射到晶状体，引起晶状体结构上的改变，加快白内障的发展。例如在青藏高原地区，紫外线照射较强，对晶状体的损伤大，那里居民发生白内障的机会较多，且发病年龄也比北方和平原地区早。

这种种影响因素都有着一个长期缓慢积累作用的过程，所以在年纪越大的人群中，白内障的发生率也越高。

但是我们在日常生活中也看到有一些老年人，年过七旬，甚至八旬开外，身体依然健康，视力仍在正常范围，晶状体仅为极轻的混浊，达不到"白内障"的诊断标准。这些健康的老年人的生活经验也许对如何预防白内障有一定的启迪。

只有老年人才会得白内障吗?

正如前文所说，各种先天或后天的因素，只要引起晶状体混浊，并影响视力，就是白内障。年龄相关性白内障（老年性白内障）只是这其中最常见的一种，除此之外，还有以下这些类型：①先天性白内障。②代谢性白内障。③并发性白内障。④药物及中毒性白内障。⑤辐射性白内障。⑥外伤性白内障。⑦常见于白内障手术后发生的后发性白内障。这些在下文症状篇、治疗篇等篇章中再给您详细介绍。

当然，老年性白内障在各种类型白内障中最为常见，占总数的一半以上。而其他类型的白内障，有的可以预防，发病率反而有所下降，不大常见了。

白内障能治愈吗?

白内障属于可治性盲，通过白内障手术可将大多数白内障盲人恢复到接近正常的视力。白内障的手术和效果等将在下文治疗篇中为您详细解释。

病因篇

- ◆ 随着年龄的增长，晶状体会发生哪些改变？
- ◆ 白内障是如何发生的？哪些因素会形成白内障？
- ◆ 常见的白内障有哪几种呢？
- ◆ 长期戴隐形眼镜会引起白内障吗？
- ◆ 什么是自由基，自由基在白内障发生过程中起到什么作用？
- ◆ ……

随着年龄的增长，晶状体会发生哪些改变？

正如前文所叙述的，晶状体主要是由晶状体囊膜、晶状体上皮及蛋白含量丰富的晶状体纤维组成的。正常的晶状体是透明的，无血管，其营养主要来自房水。随着年龄的增加，四五十岁后，晶状体会慢慢发生硬化，房水成分和晶状体囊膜的渗透性改变及代谢紊乱时，晶状体蛋白会发生变性、水肿，晶状体纤维之间有水分进入，出现水裂，或者形成空泡，此时晶状体由透明逐渐变为混浊。这就是老年性白内障发病的基础。

老年性白内障形成中主要原因有蛋白质的变性，不溶性蛋白、钠和钙等含量的增加，钾和维生素C减少和谷胱甘肽的缺如。晶状体蛋白中85%为水溶性的白蛋白，水溶性白蛋白可以转化为不溶性蛋白，年龄越大，不溶性蛋白含量越多；另外，维生素C缺乏、晶状体pH值的改变以及一些有毒物质渗入晶状体都可引起晶状体蛋白的变性，发生混浊。对于老年人，晶状体氧化损伤是白内障形成的最初因素，白内障形成的危险因素包括饮酒过量、吸烟过多、妇女生育过多及某些全身性疾病等，但至今老年性白内障形成的机制尚不完全清楚，还有待继续研究。相信在人类全部基因密码解密后，随着纳米技术的发展，可望对白内障的成因有明确的解释。

此外，随着年龄的增长，晶状体的调节能力下降，10岁时晶状体的调节幅度为13~14D，40岁时约为5D，60岁时为0，这种改变与晶状体囊膜弹性下降、晶状体核硬度增加等因素有关。晶状体调节幅度下降时，人们看远看近的调节功能也受限。最常见的表现是随着年龄的增长，看近物逐渐费力，需戴老花眼镜，并且度数逐渐加深。

必须指出，每个人发生晶状体混浊和调节能力下降的时间都不一样，同一个人的双眼先后发生晶状体混浊的时间、混浊的严重程度也往往是不一样的。

白内障是如何发生的，哪些因素会形成白内障？

正如前文所叙述，晶状体位于虹膜与玻璃体之间，最外层有囊膜保护，仅允许小分子量的物质通过，内层有晶状体上皮细胞，再往里有排列整齐的晶状体纤维等，周围有房水提供营养，才能保证晶状体透明。所以晶状体混浊，发生白内障的原因肯定与这些组织的异常相关。也就是说：晶状体囊膜损伤，晶状体囊膜的通透性改变，房水的异常，晶状体细胞代谢紊乱，晶状体蛋白发生变性就将造成晶状体混浊。通常为双眼发生，但双眼发生白内障的时间可有先后，轻重可不完全一致。

目前国内外的学者对白内障的确切病因尚不完全清楚，只知道可能与年龄老化、遗传、代谢异常、紫外线过度照射、外伤辐射、中毒、局部营养障碍、眼内某些疾病等有关。但具体这些因素是怎样引起白内障的？哪个因素是启动病变过程的？哪个又是主导性的因素？确切的发病过程又是怎样的？这些问题仍然不完全清楚。

常见的白内障有哪几种呢？

在前文中已有提及，这里简单地将常见的白内障类型叙述如下：

（1）老年性白内障。最常见，与年龄有关，多见于50岁以上者，80岁以上老年人几乎100%患有不同程度的白内障。在众多致盲原因中，老年性白内障是第一致盲因素。

（2）出生后就存在或幼年时发生的先天性白内障。与遗传性、染色体变异、胎内感染等有关。

（3）与人体代谢障碍相关的代谢性白内障。常见于糖尿病、甲状旁腺功能不足等患者。

（4）眼内炎症、出血、高度近视、视网膜色素变性、青光眼等疾病导致的并发性白内障。

（5）长期应用或接触对晶状体有毒性作用的药物或化学药品所致的药物及中毒性白内障。常见的药物有糖皮质激素、氯丙嗪、抗肿瘤药物、避孕药及缩瞳剂等，化学药品有三硝基甲苯、二硝基酚、萘和汞等。

（6）因放射线所致的辐射性白内障。放射线包括红外线，中子、X-射线、γ 射线及高能量的 β 射线以及微波等。

（7）由眼外伤导致晶状体变混浊的外伤性白内障。可以由车祸、钝器伤害、尖锐物品的刺伤引起。

（8）白内障手术后的后发性白内障。主要是指在白内障摘除术后残留的晶状体上皮增生以及由其他组织转化来的细胞增生而引起的囊膜混浊或机化膜，位于瞳孔中心并且混浊到一定程度时可影响视力。

长期戴隐形眼镜会引起白内障吗？

如今不少近视患者为了美观、方便，都戴上了隐形眼镜，但是为了减少白内障的发病机会，需要长时间接触电脑的人要尽量减少佩戴的时间，在休息时一定要把隐形眼镜取下来，让眼球有充分的时间排出废物，否则日积月累，很容易导致白内障。

什么是自由基，自由基在白内障发生过程中起到什么作用？

不配对电子的氧分子就是自由基。正常的氧分子有四对电子，当氧分子失去一个电子后就成为自由基，它们在机体内到处漫游，抢夺别的电子使自己配对，同时就损伤了任何与其接触的细胞和组织，并形成连锁反应，直至遇到维生素C、维生素E、β 胡萝卜素等抗氧化剂将其中和掉，或被机体产生的一些酶捕获，才告罢休。氧化破坏作用和产生连锁反应是自由基的重要特征。人体正常的新陈代谢都会产生自由基，但在特殊的情况下，如在化学物质、环境污染、阳光辐照、射线辐射、细菌、病毒、寄生虫、食物脂肪等的环境下，尤其自身的免疫能力低下的时候，体内会产生大量自由基，大量自由基的氧化破坏作用和连锁反应使人体的细胞和组织受到损伤。

近年来许多研究工作者通过大量实验室研究认为白内障可能是许多因素的综合结果，自由基引起的晶状体氧化损伤有可能是各种因素作用的共同途径。众所周知，氧化损伤是人体衰老的主要原因，白内障的形成亦不例外。晶状体本身有着一定的防御氧化损伤的功能，如晶状体中存在一些清除剂及其他一些有机物，可以清除某些特殊反应的中间产物，对抗自由基引起的晶状体氧化损伤，其中主要有维生素C、维生素E、β胡萝卜素、谷胱甘肽、抗氧化酶等，此外，还有各种微量元素和矿物质亦参与晶状体蛋白质的代谢。一旦这些维生素及有关成分缺乏，代谢紊乱，氧化蛋白质成分增加，晶状体则逐渐混浊形成白内障。所以，一些专门抗氧化的药物可尝试用来治疗白内障。

白内障会遗传吗？

基因是遗传的物质基础。要证明白内障会遗传，就必须找到与白内障发病相关的基因。

到目前为止，还没有发现老年性白内障的致病基因。

不少先天性白内障肯定与遗传相关，约1/3先天性白内障有明确的家族史，目前已经确定了18个基因和11个独立位点的突变与其有关。

21世纪初，中国科学院上海生物工程研究中心的科研人员在世界上首次发现了儿童遗传性白内障致病基因。研究人员首先在中国的3个遗传性儿童白内障家系中，发现热休克蛋白转录因子的基因发生了突变。他们还与加拿大不列颠哥伦比亚大学合作检查了100年前发现的丹麦的一个白内障大家系，鉴定了热休克转录因子4基因的另外一种突变。这一发现进一步证实了他们已经发现的引起儿童遗传性白内障的致病基因。这为白内障机制研究、正确诊断和有效治疗提供了新的思路。

目前，对先天性白内障遗传基因的研究正方兴未艾，相信白内障的遗传性研究会更加深入。

哪些职业的人群容易得白内障？

白内障的发生与强光照射和紫外线辐射、药物等是密切相关的。所以，以下这些职业的人群容易得白内障：

（1）野外工作人员，如地质勘探人员、经常下地干活的农民等。

（2）飞行员、宇航员、导游等。

（3）长期在高海拔地区，如西藏、云南、新疆等地生活、工作者。

（4）炼钢厂工人、烧炉工，吹玻璃的工人。

（5）长期接触某些化学药品者。

哪些全身性疾病的人群容易发生白内障？

常见的有：

（1）人体代谢紊乱　如糖尿病性白内障、半乳糖性白内障、手足搐搦性白内障等代谢性白内障。

（2）造成严重营养障碍的疾病　如严重的肝脏疾病，严重的腹泻等。

（3）遗传性疾病　如21三体综合征等。

（4）长期服用可导致白内障的一些药物　如激素、治疗精神病的氯丙嗪等。

白内障与内分泌有没有关系？

白内障和人体的内分泌系统是有关的。全身性内分泌疾病主要是通过影响人体内正常物质代谢，导致代谢异常或代谢障碍引起的晶状体混浊。常见的有：

（1）糖尿病性白内障　糖尿病发展到一定程度，往往会发生白内障，严重时可致失明，为糖尿病的并发症之一，发病的机制很复杂，在此不再赘述。糖尿病患者的白内障发生较早，进展较快，容易成熟，有时晶状体会在1~2个月内突然全部变混浊。2型糖尿病患者白内障发生时间较正常的人为早，但症状、体征与老年性白内障相似。1型糖尿病患者若血糖控制不好，晶状体可在数周或数月内完全混浊，其特征是晶状体囊下皮质的点状或雪片状混浊。

真性糖尿病性白内障多发生于30岁以下、病情严重的幼年型糖尿病患者，常为双眼发病，进展迅速，晶状体可能在数天、数周或数月内全部混浊。开始时，在前、后囊下的皮质区出现无数分散的、灰色或蓝色雪花样或点状混浊。可伴有屈光变化，当血糖升高时，房水渗入晶状体内，使之更加变凸，形成近视；当血糖降低时，晶状体内水分渗出，晶状体变扁平，形成远视。

（2）半乳糖性白内障　为常染色体隐性遗传。患儿体内缺乏半乳糖-1-磷酸尿苷转移酶和半乳糖激酶，使半乳糖不能转化为葡萄糖而在体内积聚。组织内的半乳糖被醛糖还原酶还原为半乳醇。醇的渗透性很强，在晶状体内的半乳糖醇吸水后，晶状体囊膜破裂，引起晶状体混浊。可在出生后数日或数周内发生，多为绕核性白内障。

（3）手足搐搦性白内障　低钙患者常有手足搐搦，因此又称低钙性白内障，由血清钙过低引起。多由于先天性甲状旁腺功能不足，或甲状腺手术中甲状旁腺受损，或因营养障碍，使血清钙过低。孕期、哺乳期亦可发病，低钙增加了晶状体囊膜的渗透性，晶状体内电解质平衡失调，影响了晶状体代谢。有手足搐搦、骨质软化和白内障三项典型改变，晶状体混浊表现为许多白色、红色、蓝色或绿色微小结晶分散在前后皮质内，混浊区与囊膜有一透明分界。

从白内障防盲治盲的角度来看，控制全身内分泌系统原发病是非常重要的。

肥胖、身高与白内障有关吗？

在美国关于营养与疾病的研究结果发现，白内障的发生风险与体重增加有关，体重指数（BMI）超过27.8的人，白内障的发生率比BMI低于22的人高30%，BMI大于30的人群比其他人群白内障的发病率要高36%。虽然核性白内障的危险没有增加，但后囊下白内障的风险肥胖人群增加了68%。

然而，白内障的发生概率还与肥胖的体型有关，腰围过胖的苹果型人群与臀围过胖的梨型人的BMI都较高，前者面临心脏病与其他疾病的危险要大于后者，面临白内障的危险也比后者高30%，这可能是由于腹部脂肪引发内分泌发生改变。因此，美国临床医学家们计算了腹部与臀部的比例（WHR）。他们发现，在超重人群中，过胖的苹果形体型的人会产生过量的C反应蛋白，高浓度的C反应蛋白是一种心脏病危险因子，还会增高白内障发病危险，肥胖也可引发其他疾病，如糖尿病或高血糖，从而加速白内障的形成。研究人员认为，这可能与血糖控制不良或炎症反应的化合物增多（肥胖人群会出现的两种情况）有关。保持合适的体重指数可能会防止或延迟白内障的发生及减少手术的需要，科学家预计，如果降低体重可将白内障的发生时间后延。如果知道肥胖与白内障的关系，就可以刺激某些人控制自己的体重，减少白内障手术对患者及家庭的经济负担和对发展中国家的社会负担。

美国科学家发现，不论一个人有多胖，那些6英尺（约183cm）以上的人比5英尺7英寸（约170cm）以下的人更易患白内障。目前，白内障与身高的这种关系究竟是什么原因还不清楚。

白内障发病与情绪有关吗？

以往有些电影、小说中描写的人物因过分悲痛或情绪低落，一下子双目失明，而现实生活中这种情况极少见，往往是由于这些人原来就存在一些全身性和眼部的疾病，情绪也仅仅是一个不太重要的诱发因素，使原来的眼部疾病加重或全身性疾病波及眼部。一般来说，情绪异常不会一下子引起白内障。

哪些眼部疾病常同时发生白内障？

在患有眼内炎症（如虹膜睫状体炎、脉络膜炎）、眼内出血、高度近视、视网膜色素变性、青光眼、视网膜脱离、角膜溃疡、陈旧性眼外伤和眼内肿瘤等眼部疾病时，晶状体的营养和代谢受到影响而引起晶状体混浊，可以在原发病的不同阶段发生白内障。

哪些药物和化学品会诱发白内障？

长期接触化学物质或使用某些药物可导致不同程度的晶状体混浊，其中药物包括皮质类固醇、抗精神失常药（氯丙嗪）、缩瞳剂、抗肿瘤药物、避孕药等，化学物质包括苯及其化合物、萘、金属等。长期用皮质类固醇可引起白内障，它表现为后囊下皮质性混浊，停药后可逐渐消失，但长期应用可发展为完全性白内障。长期服用抗精神失常药氯丙嗪，总量在300g以上可出现晶状体前后囊下棕色或灰白色小点沉着并向深部发展。长期应用某些治疗青光眼的缩瞳剂如毛果芸香碱等可引起晶状体前囊下混浊，停药后虽然可停止进展，但已有的混浊不易消失。三硝基甲苯白内障（TNT白内障）多发生在接触TNT 2年以上的人员，初起时晶状体核及前后皮质内有点状混浊，逐渐发展成环状、楔形、盘状至完全混浊。金属如铜、铁、汞、银、锌等对晶状体有毒性作用，长期接触这类金属或含金属的化学物质，会发生白内障。

哪些眼部外伤会导致白内障？

眼的机械性损伤（挫伤、穿孔伤）、化学伤、电击伤和辐射均可引起晶状体混浊，统称外伤性白内障。

（1）挫伤性白内障 眼部被钝器击打后，虹膜瞳孔缘会对晶状体冲击，其表面的色素会印在晶状体前囊表面，相应部位的晶状体囊下可能出现环形或弧形混浊，损伤前囊下晶状体上皮时可引起局限性花斑样混浊，有些静止不再发展，有些可向纵深发展，使白内障进一步加重，影响视力。这种白内障还可能合并有晶状体半脱位或脱位。

（2）穿孔性外伤性白内障 眼球被锐器扎破穿孔后，同时可伴有晶状体囊破裂，房水进入晶状体内，晶状体纤维肿胀，变性，导致混浊。微小的囊破裂可自行闭合，混浊局限在破口处。囊破裂较大者晶状体纤维肿胀范围大，最后引起晶状体全部混浊，晶状体皮质通过囊膜破口，进入前房和堵塞房角时，还会引起继发性青光眼。

（3）辐射性白内障 由红外线、X射线、γ射线、快中子辐射等使晶状体及其囊膜受外伤引起。主要表现在后囊下皮质盘状及楔形混浊，边界清楚，渐渐发展到全部皮质。前囊下有空泡或点状混浊。若有上皮细胞增生可形成致密的膜。

（4）电击性白内障 发生于雷击、触电后，致白内障的电压多为500~3000V。雷击白内障多为双侧性，触电白内障多为单侧性，与触电部位同侧。混浊位于囊下皮质，逐渐发展为完全混浊。常伴有电弧光黄斑灼伤，中心视力较差。

导致婴儿发生先天性白内障的原因有哪些？

先天性白内障是儿童常见眼病，为出生时或出生后第一年内发生的晶状体混浊，可为家族性的或散发的；可以伴发或不伴发其他眼部异常或遗传性、系统性疾病。各种影响胎儿晶状体发育的因素，都可能引起先天性白内障。

（1）约1/3的患者与遗传有关。常见的遗传方式为常染色体显性遗传。如伴有眼部其他先天异常，通常是隐性遗传或伴性遗传。

（2）母亲怀孕头3个月发生病毒性感染，如风疹、单纯疱疹病毒感染、腮腺炎、麻疹、水痘等，可引起胎儿的晶状体混浊。这是由于此时晶状体囊膜尚未发育完全，不能抵御病毒侵犯，而且晶状体蛋白合成活跃，对病毒感染敏感。

（3）孕妇，特别怀孕头3个月内服用一些药物，如糖皮质激素；某些抗生素，特别是磺胺类药物；或暴露于X射线辐射。

（4）孕期患有代谢性疾病，如糖尿病、甲状腺功能不足、营养和维生素极度缺乏等。得了病随意服药，也会引起白内障，这种白内障常合并眼部及其他先天畸形。

激素跟白内障有什么样的关系？

新的研究发现，雌激素替代疗法不仅能预防和治疗绝经后女性骨质疏松症，而且还可减少绝经后女性患白内障的危险，研究结果还显示，使用雌激素1~2年的女性患白内障的危险比不使用雌激素的女性要少20%，而那些使用雌激素时间长达10年的女性，危险更是减少了60%。

与雌激素相反，因长期眼局部或全身大量使用皮质激素会增加发生白内障的风险。

强光照射眼睛会引起白内障吗？

强光特别是太阳光紫外线对晶状体损伤较大，照射时间越长，患白内障的可能性越大。研究显示，紫外线与白内障呈因果关系。根据世界卫生组织统计，白内障是全球致盲率最高的疾病，我国约200万人因患白内障而失明，并估计其中高达20%的病例为紫外线的影响。因此在艳阳高照的夏日，人们为了防止强烈紫外线，阳伞、遮阳帽、长袖衣物、防晒乳液全都出笼，提醒大家此时也不要忽略了眼睛的保护，应注意佩戴过滤紫外线辐射的眼镜。

环境污染与白内障有关吗？

在人们生存的自然环境中，各种化学物质如工业三废、有毒农药、装修涂料等，可通过孕妇危害胎儿，引起先天性白内障。视环境中的光污染可致近视和白内障，大致可分为三种：一是室外视环境污染，如建筑物的反光外墙；二是室内视环境污染，室内瓷砖造成的光污染就属于这一类；三是局部视环境污染，如书本纸张等。其中，抛光砖、仿古砖因采用了相关的技术使砖面的光亮度增加，造成其对光的反射系数变高，甚至比毛面装饰物的反射系数高出10倍左右。已经证实，白内障的发生、发展均与紫外线照射有关。自然界的大气污染可以破坏臭氧层，因而紫外线辐射增强，诱发白内障。

长期使用手机可以引起白内障吗？

以色列医学研究人员发现，手机发出的微波辐射可以对眼组织产生影响，使之出现白内障先兆，同时还会干扰眼睛的聚焦能力。长期使用手机可以引发包括白内障在内的永久性眼部损伤。

在研究过程中，科学家们从雄性小牛（其眼部构造和人眼相似）的眼部取得晶状体，并将其暴露在一定的热度和微波辐射之下，其程度与长时间使用手机所造成的温度和辐射相当，一段日子后，这些晶状体与其他未暴露在微波辐射热下的晶状体进行比较，以鉴别其生物学变化。研究人员发现，暴露在微波辐射热下的晶状体，其聚焦光束的作用减弱，这会导致眼睛看到的是模糊不清的图像。当停止暴露在这种环境下之后，晶状体的损伤也逐渐恢复。微波辐射同时也会使晶状体组织内部形成泡沫，这种影响不会随着时间的流逝而消失。晶状体泡沫则是白内障或永久性眼部损伤的先兆。

对此，该项研究的负责人利瓦伊·舍希特教授警告说，手机发出的微波可以导致无法挽回的损伤。因此建议那些经常使用手机的人们，在能够使用固定电话的时候尽量避免使用手机，家长和老师也应该关注学生使用手机的问题。

微波和辐射会导致白内障吗？

据美国《宇宙日报》报道，参加"阿波罗"号登月飞行的宇航员们在他们的座舱中，第一次看到了人类从未见过的宇宙美景，同时他们的眼睛也感到了不适，看到眼前有美丽的宇宙小火花不时在闪烁。以后太空实验室中的宇航员们，如美国航天飞机的机组人员及俄罗斯"和平号"空间站的驻站人员，都有同样的感觉。他们在回到地球后，很多人得了白内障。到现在为止，已有39位宇航员患了这种病。这些宇航员的发病时间早晚不等，有的在太空飞行后4~5年，有的在十多年后。那么，这是什么原因呢？科学家认为，导致宇航员们眼病的原因来自宇宙射线，他们在太空中看到的闪烁的小火花其实是由对宇航员有严重伤害的宇宙射线造成的，该射线是比原子更小的宇宙粒子，它们像子弹一样冲击着宇航员眼内的视网膜，使其大脑产生错觉，仿佛眼前不断出现闪光。宇宙射线的长时间照射会令宇航员的眼睛受到严重伤害，是宇宙射线诱发了眼球晶状体变异，使晶状体透明的细胞发生病变，导致晶状体混浊、白内障的发生。

使用电脑会诱发白内障吗？

暴露于电离辐射是白内障晶状体混浊的危险因素，电脑键盘、鼠标、屏幕、主机都会产生一定量的辐射，据说在电脑桌前放置仙人掌有助于减少辐射，因为仙人掌是在日照很强的地方生长，所以吸收辐射的能力特别好，因此那些在工作、生活中长期与电脑接触的人们可以在电脑桌前放置仙人掌，吸收辐射、保护眼睛。

哪些营养因素与白内障有关？

水分、蛋白质、维生素和一些微量元素与晶状体代谢密切相关，补充蛋白质，眼球的角膜、晶状体和视网膜都需要蛋白质和维生素A，缺乏时会引起角膜病变、白内障、夜盲症。为了保护眼睛，人们应该逐渐养成吃瘦肉、鱼类、蛋类的习惯，更要多吃乳类和大豆制品，因为这其中的蛋白质丰富而质优；人们除了经常补充鱼肝油外，还应常吃点鸡肝、羊肝、猪肝、胡萝卜、香菜、油菜、菠菜等及食物油，因为维生素A要溶解在脂肪内才能吸收。老年人由于生理功能的退化，包括牙齿脱落，食欲减退，消化与吸收功能下降，导致营养物质总体摄入量减少。故老年人平时应多食用富含维生素 A 的食物。还可以额外补充一些维生素营养制剂，全面补充人体每日所需营养，以保护自己的眼睛。

食物中盐过多会导致白内障吗？

澳大利亚科学家发现，大量摄入盐的人患白内障的危险性增加。白内障是晶状体混浊，可导致失明。在研究中他们发现，摄入高水平钠的人，比摄入低水平钠的人，患白内障的机会增加两倍。而这种白内障，是给视觉上带来危害最严重的一种白内障。研究人员调查了 3000 名 49~97 岁的成人，并要求他们填写了一份食物问卷。其中，160 人患有较晚期的白内障，970 人患有与钠无关的其他类型的白内障。研究小组还发现，摄取高剂量盐的人除了易患白内障，还易患糖尿病、高血压。不仅从调查中可以发现盐的摄取与白内障的关系，在以往动物和人的试验中也发现盐和白内障有关。

吸烟会诱发白内障吗？

吸烟可以使体内自由基增多，白内障又是由于人体内氧化反应产生的自由基作用于眼球的晶状体所致，吸烟会引起白内障，影响视力。科学研究发现，吸烟正成为危害眼睛健康的大敌，会促发白内障。美国哈佛大学医学院研究人员发现，与那些从不吸烟的人相比，每天吸 20 支以上香烟的人，患白内障的可能性是不吸烟人的 2 倍，吸烟量越大，患白内障的可能性也就越大。

饮酒会诱发白内障吗？

研究表明，酒精摄入量高与白内障的发生率高相关，但具体的机制尚不太清楚，可能是大量饮酒伴随暴饮暴食，生活极度不规律，影响中枢和自主神经系统导致肝脏、胃肠道功能失调，打乱了消化系统对食物消化吸收和解毒的正常节律，导致胃肠道吸收不良，营养缺乏，从而容易发生白内障。另一个原因可能是大量饮酒，酒精中的乙醇在体内转化为乙醛，与晶状体蛋白反应，引起并加重白内障。

但是从另一方面来说，适量饮酒能降低患白内障的风险，因为酒精中的乙醇本身就是一种抗氧化剂，它能有效阻止眼晶状体细胞被氧化；红酒、啤酒中的各种氨基酸也能防止眼晶状体细胞被氧化，因而也有助于减少患白内障的风险。大家必须清楚，只有适量饮酒，才会有益健康。

受教育程度与白内障的发病有关吗？

一般来说，受教育程度的高低与白内障的发病并没有直接联系。以往的调查发现受教育程度低，白内障发生率较高，这原因应该是多方面的，可能是由于受教育程度较高的人，较容易学习科学知识，有较好的生活和饮食习惯，同时经济条件也较好，比较注意身体营养，注意眼睛的防护，注意接受医生嘱咐，因而发生白内障的时间可能较晚、程度也较轻。

症状篇

◆ 得了白内障后，会出现哪些眼部症状？

◆ 眼前"飞蚊"感是白内障的症状吗？

◆ 白内障会引起突然视力下降吗？

◆ 视力不下降就是没有白内障吗？

◆ 白内障引起的视力下降和其他眼病引起的视力下降有哪些不同？

◆ ……

得了白内障后，会出现哪些眼部症状？

白内障的主要症状是视力减退、视物模糊，表现为：

（1）渐进性视力下降，视物模糊。

（2）眼前出现固定不动的黑点，这些黑点在注视一个强光背景时特别明显。

（3）单眼复视、多视、物像变形或出现重影。

（4）视力模糊，但并无疼痛。

（5）佩戴眼镜度数经常发生变化，原有的老视度数减轻。

（6）视物有刺眼感或在注视点周围有星形、束状等点彩样光晕。

（7）颜色看起来不鲜明或呈棕黄色。

（8）夜间视力不佳。

眼前"飞蚊"感是白内障的症状吗？

白内障的主要症状是视力模糊、减退；在白内障发展过程中，有晶状体局限性混浊时，眼前会出现固定不动的黑点，这黑点在注视一个白色强光背景时特别明显，如果出现以上症状，那是属于早期白内障的症状。如果眼前见到的能动的黑影（点状、条状、片状、云状），那不是晶状体混浊，也不是患白内障的先兆，而是晶状体后面的组织玻璃体的问题，常见的有玻璃体混浊（俗称"飞蚊症"）。如果黑影较多、影响视力，这就需要检查。玻璃体混浊和因眼底病引起的玻璃体积血，前者不影响视力，若不合并眼底病变那就不需治疗，后者则要根据病因进行药物治疗或手术治疗。

白内障会引起突然视力下降吗？

从白内障的致病危险因素及发病机制上看，大部分白内障对视力的影响是一个逐渐发展的过程，一般不会引起突然的视力下降。对大多数老年性白内障患者，一般都有逐渐的视力下降的过程，但若对其日常生活无明显影响，大多数老年人并不会引起重视，直到白内障发展到中央视轴部分，可能会出现视力下降的突然加剧而影响到生活质量，此时患者往往会到医院就诊。对于一些代谢性白内障，如糖尿病性白内障等，患者本身内分泌指标的改变会导致晶状体屈光力的改变和白内障的加速发展，如糖尿病性白内障患者高血糖状态时会导致晶状体屈光指数改变，而造成眼睛的屈光度数突然发生变化，患者会感觉"视力突然下降"，但此种视力下降是由于患者的屈光度数改变造成的视物习惯改变形成的，并非真正的视力下降，而且这种状态会在血糖下降后有改善，如若血糖控制不好，晶状体可在数周或数月内完全混浊，对于患者的视力影响是十分明显的。对于外伤性白内障来说，包括眼球穿孔伤所致的白内障、钝挫伤性白内障以及电击性白内障等类型，会出现一个突然的视力下降，时间视受外伤的严重程度而有所不同。

视力不下降就是没有白内障吗？

晶状体透明度变化是诊断白内障的重要依据。从广义上来讲，晶状体内出现任何混浊均可称作白内障，绝对透明的晶状体是不存在的。视力障碍程度和晶状体的混浊程度与混浊所在位置有关。周边的或局部的晶状体混浊没有发展到晶状体中央或没有影响到视轴的可以对视力没有影响，因此诊断的白内障对临床并无意义。因此，视力不下降不等于没有白内障，有了白内障也可以不影响视力。所以在白内障发展过程中，定时定量监测晶状体混浊变化规律，对发现白内障病因、判断以及治疗都有重要的意义。

白内障引起的视力下降和其他眼病引起的视力下降有哪些不同？

白内障引起的视力下降是视力的逐渐减退和视物模糊，除外伤性白内障之外，大部分是无痛和逐渐发生的。它的视力障碍程度和晶状体的混浊程度与混浊所在位置有关。远离视轴的晶状体周边部的混浊对视力无明显影响，而在晶状体后极部的微小混浊都可以严重影响视力。其他眼病如青光眼、视网膜脱离、视网膜血管疾病、视网膜脉络膜疾病、视神经疾病等出现的视力下降可能是突然发生的，对视力影响非常明显，部分可伴有疼痛。

为什么得了白内障后会产生眩光？

皮质性白内障的特点是晶状体混浊自周边部浅皮质开始，逐渐向中心部扩展，占据大部分皮质。在皮质性白内障的进展期，晶状体纤维水肿和纤维间液体的不断增加，使晶状体发生膨胀，厚度增加。由于晶状体混浊会使入射光线散射而发生眩光现象。如在夜间迎面车灯照射下出现的眩光。还有一个影响因素是随着年龄增长晶状体混浊，人眼晶状体吸收处理紫外线的能力也会下降，而这一部分多余的杂光也会产生眩光而影响视网膜成像质量。

为什么有些白内障患者会出现单眼复视或多视？

在白内障发展过程中，尤其是核性白内障，晶状体混浊的不规则性和发生次序的不一致性，由于晶状体的屈光力改变，但是各部分的屈光力不一致，产生类似棱镜的作用，光线通过混浊的晶状体，产生不规则的屈光状态，则会出现单眼复视或多视等早期症状。

为什么有些白内障患者会产生色觉改变？

随着白内障程度的加重，晶状体的核在混浊过程中，伴随着颜色的变化，由淡黄色转而变为棕褐色或琥珀色。混浊晶状体对位于蓝光端的光线吸收增强，使这类患者对这些光的色觉敏感度下降。白内障患者因此视物会出现颜色发黄发暗等色觉改变。但是这种改变是一个渐进的过程，患者本身往往不会明显感觉到。常常是在一个眼睛白内障摘除手术后患者会发现两眼相比较之下，那一个未做白内障手术的眼睛视物颜色明显发黄发暗。

为什么有些白内障患者会出现视野缺损？

白内障患者出现的视野缺损是指在视野某一方向出现点状或片状的固定性黑影，尤其在强光背景下特别明显。这是由于晶状体混浊的不规则性和发生次序的不一致，使晶状体局部混浊特别致密，就可能在视野内出现阳性暗点，它与晶状体混浊所在位置同侧。当将瞳孔放大，由于进入光线较多和光圈效应，有时黑点会明显变小甚或消失。

什么是视频终端综合征？

视频终端综合征，是指由于长时间在视频终端前操作和注视荧光屏幕而出现的一组无明显特征的症状总和，包括肩颈腕综合征、神经衰弱综合征、眼部症状（视疲劳、干眼症、眼部发痒、烧灼异物感、视物模糊、视力下降、眼部胀痛、眼眶痛等）以及食欲减退、便秘、抵抗力下降等，甚至对内分泌系统产生一定的影响。随着电脑办公的普及，以及电子产品在日常生活中的广泛应用，以眼睛疲劳干涩、颈痛肩痛、精神抑郁等为特征的"视频终端综合征"在社会的各类人群中迅速蔓延。

视频终端综合征在眼部的主要影响有哪些？

"视频终端综合征"造成眼睛不舒服，出现发红、充血、干涩、有异物感、分泌物多等症状。国外的研究显示：在其所有症状中，眼部症状出现的概率最高（72.1%），然后依次是颈肩部（59.3%）、背部（30%）和手臂（13.9%）。随着现代人生活方式和工作方式的变化，越来越多的人（包括成年人和青少年）在工作和生活中需要应用电脑。对于长期（每天大于6小时）使用视频终端者，半数以上的人会或多或少地出现一些视频终端综合征的表现。

其在眼部的主要影响包括：（1）视力调节灵活性下降、固视能力下降：一般的近距离工作都会产生集合疲劳。视频终端操作者视觉疲劳症状明显高于一般近距离阅读，因为除了近距离工作本身的调节和集合之外，视频终端有着与书本等界面不同的性质，其光照强度和刷新频率及眩光效应等均可对调节产生一定的干扰因素。它们的物理特性，如闪烁、清晰度不佳、亮度不均匀或不稳定，也会对视觉系统产生不良影响。周围环境因素还会造成视频终端眩光，产生视觉混淆现象。这些均可能对阅读者的调节行为产生影响，并产生集合疲劳。因用眼超负荷、特定刺激源单调，而出现中枢神经系统反应及机能下降，影响视觉的效率，致眼疲劳或加剧其症状。人们在电脑前工作时，操作者的眼睛在屏幕、文件和键盘之间频繁移动，双眼不断地在各视点及视距间频繁调节，以保证视物清晰。时间过长，眼肌会过于疲劳。电脑荧光屏发出的紫外线、红外线、射线、超低频等也会对眼睛产生强烈的刺激，加上屏幕的闪烁、反光和炫目，致使三叉神经或视神经受到影响，进而对眼睛造成伤害。（2）视力下降：连续操作2小时以上，可使视力下降，但休息30分钟后又可使视力恢复到正常水平。因此，这一阶段的疲劳不会对视觉构成威胁，但累积到一定程度，则可导致视力下降。（3）近视加重：经常操作计算机者近视发生率较高，且会逐渐加重近视度数。（4）引发干眼症：操作时，瞬目次数减少，故通过眼睑的作用将泪液均匀分布于角膜表面的功能降低，泪液蒸发增加，加之使用者多处于空调环境中，室内相对湿度低，从而又加重了泪液的蒸发，患者可出现眼部干燥不适，严重者可发生角膜炎或结膜炎。干眼症还会由于眼表泪膜的不均匀，导致视觉质量下降，波前像差异常。

视频终端综合征会进一步导致老年性白内障发生发展吗？

调查发现：15~25岁的人群，经常玩游戏、看电脑、用电子产品看书等的比例达到了38.5%，他们当中患有近视、干眼症的人达到45.3%。值得注意的是，手机、MP4、MP5等电子设备屏幕小、亮度不够，部分电子产品清晰度不够，对眼睛的刺激和伤害更大。视频终端综合征也并非年轻人的"专利"，目前有越来越多的老年人也出现了类似的症状。那么，视频终端综合征会导致或加重白内障的进展吗？

这一问题目前的答案是否定的。并没有直接的证据或相关研究表明长时间使用视频终端，会导致老年性白内障发生、严重程度加重，或使白内障发病年龄提前。但即便如此，长期面对视频终端的人群仍要注意预防视频终端综合征：（1）室内要保持通风和一定的湿度。（2）调整显示器的高度，让眼睛的肌肉处于比较松弛的状态。通常可使眼睛、显示屏及文稿之间的距离大致相等，宜保持在50厘米以上。（3）调节好显示屏的亮度，避免光线过强造成视神经高度紧张或减退，操作时最好配戴防护眼镜，以减少荧屏对眼睛的刺激。（4）每工作1~2小时，休息15分钟，闭目或远视。觉得眼睛干涩疲劳时，有意识地多眨眼睛，使眼泪均匀地分布在角膜结膜表面。（5）工作期间多伸展肢体活动。（6）如果眼睛疲劳的症状十分严重，可以咨询眼科医师，在医师的指导下使用人工泪液滋润眼睛，或进行对应治疗。

年纪大了，老花眼度数却减轻了，这是好事吗？

年纪大了，看近的老花眼度数会发生变化，这是由于随着白内障的发展，晶状体的核硬化导致晶状体屈光指数增加，因而产生近视化改变。所以有时已有老视的患者看书反而不用戴"老花镜"，或是度数减轻了，这是白内障病程在进展的表现。但当晶状体核进一步硬化，近视程度超过"老花眼"程度时，患者的近视力又明显减退了。在早期糖尿病性白内障中，患者会因血糖升高，血液中无机盐含量下降，房水渗入晶状体，使晶状体增大变凸，屈光力增加，造成老花眼症状减轻或消失。因此，老花眼度数减轻，不要简单地归结为"返老还童"，还是应及时到正规医院眼科就诊，以明确诊断，早期治疗。

什么是老年性白内障？

老年性白内障也称为年龄相关性白内障，是白内障中最常见的一种类型，约占了半数以上。据世界卫生组织不完全统计，全世界白内障盲人约有1600万~2100万人。在我国，通过流行病学调查后推算，现有白内障患者6000万人，白内障盲人400万~500万人，居各种致盲眼病的首位。据统计，老年性白内障50~60岁发病率35％，60~70岁约80％人发病，80岁以上几乎人人都有白内障。

人的眼球如同一架照相机，正常晶状体为富有弹性的无血管的透明体，形似扁圆形双凸透镜，如同照相机镜头，位于虹膜、瞳孔之后，玻璃体之前，依靠晶状体悬韧带与睫状体联系以固定其位置，人们所说的白内障就发生在这里。一般认为白内障是一种代谢性疾病。由于晶状体本身没有血液供应，仅依赖于眼球内的房水及玻璃体渗透；同时由于人类老化过程中，人体的营养、消化吸收功能与机体的代谢功能均逐渐减退，从而导致晶状体营养不佳，引起晶状体组织变性。此外，也有不少人认为是由于晶状体纤维硬化和脱水造成的。也就是说，当人体在老化过程中，晶状体纤维逐渐硬化，晶状体中央的核部收缩而晶状体周边部皮质被悬韧带牵拉，从而使周边部晶状体纤维间出现裂隙，引起晶状体混浊。也可能由于老化引起房水渗透压增加，使晶状体脱水而混浊。

老年性白内障多为双眼发病，一般是一先一后，主要表现在视力减退和视物模糊，在视野某一方面出现点状或片状固定性黑影、单眼复视、多视、散视，畏光，屈光度数的改变等。

老年性白内障有哪几类？

根据晶状体混浊部位的不同，临床上将老年性白内障分为三种类型，即皮质性、核性和后囊膜下混浊性白内障。晶状体的组织结构像水果中的桃子，分为三个部分：（1）晶状体的外表面由一层透明且富有弹性的薄膜包裹，称之为晶状体囊膜层，相当于桃子的皮。（2）中央为晶状体的核，相当于桃子的核，位于晶状体的中央部，随着年龄的增长，核层范围会逐渐增大、变硬，透明度也会降低。（3）在晶状体囊膜层与核层之间的组织，为晶状体皮质，相当于桃子的肉。

事实上，各类型老年性白内障之间无严格区分，仅仅是代表混浊以哪部位为主的实际情况。皮质性老年性白内障最为常见，约占65%~70%；其次为核性老年性白内障，占25%~35%；囊下性老年性白内障相对比较少见，仅占5%。但这些类型在一眼中可以单独出现，也可以两种类型同时出现。

临床上皮质性白内障分几期？

白内障主要分为皮质性和核性两大类，皮质性白内障是最多见的类型，按其发展过程可分为四期。

（1）初发期　最初在晶状体周边部的皮质出现放射状的乳白色楔状混浊，其基底在周边部，尖端向瞳孔中心，混浊条纹之间皮质仍然透明，散瞳后，用透照法检查可见晶状体在反射眼底的红色背景上出现黑色的楔状条状阴影，裂隙灯显微镜检查可见混浊位于周边部呈羽毛状，初期混浊发展甚慢，可达数月甚至数年，有的长期停留在此阶段而不发展。在此期间，由于未影响中心视力，一般视力正常，患者常常无自觉症状。进展到瞳孔区时，视力逐渐下降，可出现单眼复视，多视，眼前有黑影。

（2）未成熟期或膨胀期　晶状体赤道部的楔状混浊逐渐扩大并继续向瞳孔区和深层发展，全晶状体外观上呈现乳白色的混浊，但混浊并不均匀，原来的各个楔状混浊互相融合后，仍可清楚地显示放射状条纹。此期皮质层水分增加而使晶状体膨胀、前房变浅，此期间可发生继发性青光眼，因皮质尚未完全混浊，斜照法检查时投照侧虹膜在深层混浊皮质上形成新月形阴影，称为虹膜投影。此期患者视力明显下降，眼底难以观察清楚。

（3）成熟期　晶状体皮质完全混浊，外观上呈弥漫性乳白色，晶状体的膨胀完全消退，前房深度恢复正常，虹膜投影不存在。患者视力可降至手动或光感，眼底无法窥入，但光觉、色觉及光定位均正常。此期可施行手术。

（4）过熟期　晶状体皮质的蛋白质变性继续发展，纤维结构已完全破坏，外观上，放射状条纹消失，晶状体呈均一的白色混浊。由于分解产物及水分不断排出，晶体皮质液化，钙化，晶核下沉，前房可变深、虹膜震颤、前囊混浊而皱褶。由于溶解的晶体皮质外溢，可引起晶体过敏性葡萄膜炎或晶体溶解性青光眼。

由初发期至成熟期所需时间因人而异，一般为5~10年不等，也有发展较快者。

为什么核性白内障患者在扩瞳后会自觉视力好转？

核性白内障就是晶状体混浊发生在晶状体中央的核部，影响到视轴区，当患者进入暗处，或由于药物作用使瞳孔散大后，光线可通过混浊的核周围相对透明的部分进入眼内，而使患者自觉视力好转。随着白内障程度加重，晶体核颜色逐渐加深，硬度加大，从而使视力继续明显减退。

为什么得了白内障，近视还会加深？

核性白内障可以表现为近视或原有近视度数增加，而老花眼的程度则相对减轻，甚至在阅读时可摘下老花镜，这主要是由于晶状体混浊首先从晶状体的核心部开始，由于晶状体核密度增加，中央部的屈光指数增大，可产生屈光性近视。

什么是先天性白内障？

先天性白内障指出生前后即存在，或出生后才逐渐形成的先天遗传或发育障碍的白内障，是严重影响婴幼儿视力发育的常见眼病，是造成儿童失明和弱视的重要原因。先天性白内障是在胎儿发育过程中晶体发育障碍的结果，表现为各种形态与部位的晶体混浊。先天性白内障可为家族性，也可散发；可单眼或双眼发病；尚可伴发眼部或全身其他先天性异常（综合征）。先天性白内障病例中约30%有遗传因素，与染色体基因有关；还有30%与妊娠前3个月母体罹患病毒感染或内分泌失调有关，如风疹、麻疹、水痘、腮腺炎等或甲状腺机能不足、营养不良、维生素缺乏等，均可引起先天性白内障。先天性白内障常伴有中枢神经系统异常，如智力低下、惊厥或脑麻痹等。这些症状的出现很可能与妊娠最后3个月期间子宫缺氧或胎盘机能障碍有关。大约6%的先天性白内障合并眼部其他异常，如原始玻璃体增生症、无虹膜、脉络膜缺损等。先天性白内障在一岁以内出现，大多与代谢性或系统性疾病相伴随。35%~50%的先天性白内障为散发病例，一般病因不明。由于病因比较复杂，先天性白内障在形态、混浊部位、混浊程度以及发病年龄方面有较大差异。按晶状体混浊的形态、部位分为六种类先天性白内障，常见的有：

（1）前极白内障：因胚胎期晶状体泡沫以外胚叶完全脱离所致。双眼晶状体混浊对称，位于晶状体前囊的正中，成一圆点状，有时突出于前房呈金字塔形，一般范围较小，不影响视力。

（2）后极白内障：其混浊位于晶状体后囊正中，此种白内障虽然多为静止性，但因接近眼球光学结点，故对视力有影响。

（3）绕核性白内障（板层白内障）：较常见，双侧对称，胚胎核多；较透明，其特征是围绕胎儿核的板层混浊，在核周围有许多带形混浊包绕，并有许多条索样混浊骑跨在带形混浊区的赤道上。其视力下降程度与中央区核混浊的大小及密度有关。

（4）花冠状白内障：常双侧对称，不少有遗传因素；晶状体混浊多在青春期后不久出现，位于周边皮质深层，混浊呈大小不等的短棒状，水滴状，其圆端指向中央，呈放射状排列，形如花冠。晶状体中央透明，静止性，不影响视力。

（5）全白内障：双侧对称的晶状体完全混浊。可以是遗传性，常合并其他眼部畸形。

（6）膜性白内障：为完全性白内障液化所致。两层囊膜间可夹有残留的晶状体纤维或上皮细胞，使膜性白内障呈厚薄不均的混浊。

（7）点状白内障：发生在出生后或青少年期，为双眼发生，静止不发展。

许多先天性白内障患者常合并其他眼病或异常，如斜眼、眼球震颤、先天性小眼球、视网膜脉络膜病变、瞳孔扩大肌发育不良以及晶状体脱位、晶状体缺损、先天性无虹膜、先天性葡萄膜缺损、永存瞳孔膜、大角膜、圆锥角膜、原始玻璃体增生症等。

先天性白内障主要表现为：①瞳孔区有白色反光，就是所谓的"白瞳症"；②眼球震颤；③斜视；④畏光；⑤合并的其他眼病，如小眼球脉络膜、虹膜缺损、视网膜脉络膜病变等。

如何尽早发现先天性白内障？

大多数白内障患者发展缓慢，视力进行性逐渐减退，且一般无任何不适感觉，尤其是儿童。本身不会诉说病情，如果家长不细心观察孩子的一举一动，是很容易忽视孩子眼睛毛病的。在眼科门诊中，时常可以看到孩子入学前由母亲带来看病，医生检查视力，还不到0.1，裂隙灯显微镜检查发现患儿为先天性白内障，这时母亲才大吃一惊，后悔自己没有及时带孩子到医院来检查眼睛。其实这主要是孩子母亲平时没有细心观察孩子的一举一动，未注意孩子眼睛的内在变化，造成难以挽回的后果，遗憾终生。

那我们如何才能尽早发现孩子的先天性白内障呢？应从以下几方面注意观察：

①仔细观察孩子的一举一动：孩子刚生下来时，一般眼球的前后径比较短，多为远视，视力发育也不健全。随着年龄的增长，眼球逐渐变长，远视度数慢慢减少，视力逐渐提高。正常情况下，拿一玩具或颜色鲜艳的东西放在3个月大小的婴儿面前，其眼睛或头会随着玩具的移动而有跟随运动。1岁以内婴儿虽然视力较差，但其可主动拾起身边的玩具或拿取食物。如果患儿有白内障（尤其是双眼患者），这些能力明显减弱，即应到医院检查。对于大一些的儿童，首先表现出的是生活能力下降及不协调。如对看电视及鲜艳的画面不感兴趣，不能够准确拿取小物品或玩具，阅读及写字距离书本过近等，有时可表现为一只眼视物（看书时需歪着脑袋），较同龄儿童行动迟缓，不爱到户外活动，不愿和小朋友在一起玩耍等。有些家长发现孩子这些表现，错误地认为孩子还太小，胆子小，长大以后就好了。还有一种表现：孩子出生时双眼球偏小或双眼大小不对称（差别过大），几个月或几年后发现孩子眼珠不自主转动，有时翻白眼或"对眼"，有的家长认为这是孩子的不良习惯或一般的"斜眼"，无故训斥或打骂孩子，强迫其改正，其实这种眼珠转动是孩子自己无法控制的，它是由于视功能不好或生来就有的。家长若发现孩子有上述情况，应当带孩子到医院检查，看是否有先天性白内障。

②注意孩子瞳孔区（瞳仁）变化：正常发育的婴儿，两只眼球大小应基本一致，角膜（黑眼珠）透明，用手电光照射瞳孔可见明显的舒缩反应，晶状体透明。如发现患儿瞳孔区变白或灰暗，无光泽，应马上到医院请医生检查。

③注意观察孩子的眼球运动：如果发现孩子眼珠不自主地抖动，应积极查找原因，到医院请眼科医生检查患儿有无先天性白内障、先天性虹膜、脉络膜缺损等内眼病。

④注意观察患儿有无代偿头位：所谓代偿头位，指一只眼视力不好或看不见东西，患儿视物时常用视力较好的眼，导致看东西时歪着脑袋，头

部偏向视力好的一侧，只用一只眼视物，如有此种表现，应请眼科医生检查有无先天性白内障。

⑤注意检查孩子的视力：正常发育的幼儿，3岁时即可理解动物视力表的图像，因此，家长应尽早带孩子到医院检查视力，以及时发现先天性白内障。此外，给孩子检查视力时要有耐心，多给予表扬、鼓励，争取孩子的合作，这样才能查得准确。

先天性白内障会对婴幼儿产生怎样的影响？

多数先天性白内障视功能较好，有的甚至终生未被发现，仅仅表现为不同程度、形态各异的晶状体混浊。但是对于那些双眼全内障、较重的绕核性白内障，出生时即视力不好，这些严重影响视力的先天性白内障，若没有得到及时有效的治疗，易形成形觉剥夺性弱视。形觉剥夺性弱视是因先天性白内障阻碍了光线对眼球光感受器的刺激，导致视觉系统发育迟滞。此外，有些先天性白内障还合并眼部其他畸形（如虹膜、脉络膜缺损、小眼球、小角膜、视神经萎缩等），由于其自幼视力障碍，一定程度上影响了与外界交流，也会影响患儿的智力发育。弱视的治疗必须在儿童视觉发育的早期进行，并且在专业医师指导下进行长期、系统、合理的治疗才有可能取得较好的治疗效果。先天性白内障发生越早，白内障程度越重，治疗越晚，弱视越严重，越难以彻底治愈。目前先天性白内障已成为婴幼儿失明的第二位原因。

老年性白内障和先天性白内障有什么区别？

（1）首先从年龄及人群分布来看，可以发现60岁以上的老年人中超过90%晶状体有不同程度的混浊，而先天性白内障患者从出生时就已经存在晶状体混浊，其患病率与不同区域的社会经济发展有关，在发达国家每1000个活产儿中约有0.6~6个先天性白内障患儿，在较为贫困的地区每

1000个活产儿中有5~15个先天性白内障患儿。

（2）发病因素　老年性白内障的诱发因素主要包括长期暴露于紫外线、长期高血糖状态、机体抗氧化能力不足、长期局部应用大量糖皮质激素等。此外，流行病学研究显示，吸烟和长期大量饮酒也会增加发生白内障的危险性。约1/3先天性白内障有明确的家族史，目前已经确定了19个基因和至少34个独立位点的突变与其有关。孕妇被感染、接受辐射、接受糖皮质激素治疗以及大量摄入酒精是先天性白内障的危险因素。

（3）临床症状　老年性白内障初发时对视力无影响或者轻度影响视觉质量，随着晶状体混浊加重，患者会逐渐出现视物模糊、视物变形、变色，最后严重影响视力及正常生活。先天性白内障患者若其晶状体混浊较轻且在周边部可对视力无任何影响，但若晶状体全混或混浊累及视轴将对患者的视力发育构成严重影响，引起弱视、斜视甚至眼球震颤。

（4）就诊原因　老年性白内障患者多因视力渐进性下降、视物变形、变色而自行去医院就诊，另一部分症状不明显者通过常规体检被发现。先天性白内障患儿则因缺乏自我表达力及认知力，无法诉说视力异常而不容易被发现，多数家长察觉患儿存在斜视、眼球震颤或至学龄阶段体检发现视力异常时才到医院就诊，但此时常已错过最佳治疗时机。

（5）晶状体混浊分类　从白内障形态来看，老年性白内障分为皮质性与核性。皮质性白内障分为4期，初发期：晶状体周边部皮质呈楔形混浊，尖端指向中心；膨胀期（未成熟期）：晶状体皮质大部分呈白色混浊，前房变浅；成熟期：晶状体全部呈无结构的白色混浊状态；过熟期：晶状体皮质液化，晶核下沉。核性白内障则见晶核色素沉积并随白内障程度加重颜色逐渐加深，可由黄色转为棕褐色。而先天性白内障形态各异，晶状体多数为点状混浊，还有花冠状、油滴状等，也可为全混浊。

（6）治疗原则　由于目前尚无能够使晶状体代谢恢复正常和使混浊吸收的药物，故手术治疗是让各种白内障复明的唯一途径。

（7）对于老年性白内障的手术时机，主要根据患者视力障碍程度、晶状体混浊情况、患者主观意愿来决定，一般矫正视力低于0.3且明显影响患者正常生活时即可手术，手术时间过晚会因白内障过熟，无法行超声乳化手术或超声乳化手术时间过长而影响术后视力恢复。先天性白内障患儿如果晶状体混浊影响视力或造成斜视，应在其全身情况允许时尽快手术，否则对患儿造成的形觉剥夺将严重影响其视力发育。对出生后即有双眼完全性白内障的患儿，一般在其出生后1~2个月内手术，最迟不超过6个月。先天性白内障患儿术后应及早配戴矫正眼镜，以免发生弱视。

（8）人工晶体选择　对于老年性白内障患者可以依据患者眼轴及角膜曲率，较精确地计算出白内障手术需要放置的人工晶体度数及术后的屈光状态，根据患者不同要求将术眼保留一定程度近视以利于读书看报，或者将术眼正视化便于看远。而行先天性白内障手术的患儿由于其眼球还处于发育阶段，眼轴及角膜曲率都会随年龄增长发生改变，因此选择人工晶体度数的原则主要是保证患儿成年后处于正视或者轻度近视的屈光状态，1岁以内的患儿因眼球过小应Ⅱ期再进行人工晶体植入，此外，学龄期儿童需要同时视近、视远，加之适应能力强，可以放置多焦型人工晶体同时满足视近、视远。

（9）手术并发症　老年性白内障在膨胀期由于前房变浅，在有青光眼体质的患者中容易诱发青光眼急性发作。当在过熟期时，可能会因囊膜变性或外伤引起细微裂隙，导致蛋白成分溢入前房引起过敏性眼内炎或组织碎片阻塞小梁网引起晶状体溶解性青光眼。先天性白内障患儿术后早期葡萄膜反应比老年性白内障手术后重。由于结构原因，术后发生高眼压青光眼的概率也较高。后发性白内障是主要的长期并发症，接受手术时年龄越小，出现后发性白内障的比例也越高。

什么是后发性白内障？

后发性白内障是指晶状体受外伤以后，晶状体皮质未能完全吸收，所遗留的残余部分继发混浊，或由于白内障摘除手术后保留的后囊膜的上皮细胞增生，形成透明的珍珠样小体，逐渐增生形成一层不透明的机化膜，引起后囊膜混浊而严重影响视力，称为"后发性白内障"，简称"后发障"。

产生后发性白内障的原因是多因素的，但它的形成被认为与年龄有关。年龄大的患者后囊膜混浊的发生率较低，年轻患者发生的危险性非常大，儿童期白内障术后几乎均发生后发性白内障，发生的时间自手术后3个月到4年不等，通过裂隙灯检查可以确定晶状体后囊膜混浊的程度，但是后囊膜混浊程度并不总是和视力障碍程度成正比。当后发性白内障严重影响视力时，可用Nd：YAG激光将瞳孔区的后囊膜切开。如无条件施行激光成功治疗或囊膜过厚时，可做手术切除或剪开。

什么是代谢性白内障？

许多全身病，特别是内分泌障碍性疾病，引起机体内物质代谢异常，多合并不同类型的白内障，称之为代谢性白内障。常见的有：

（1）糖尿病性白内障　近年来的研究表明，由于血糖增高，晶状体内葡萄糖含量增加，晶状体内醛糖还原酶活性增加，过多的葡萄糖转化为山梨醇。山梨醇蓄积在晶状体内，使细胞内渗透压增大，晶状体吸收过多水分而肿胀、变性，最终混浊。其分为两种类型：①真性糖尿病性白内障：多见于1型糖尿病患者，患者年龄较轻，多为双眼发病，发展迅速，其特征是晶状体囊下皮质点状或雪片状混浊。若血糖控制不好，晶状体可在数周或数月内完全混浊。常伴有屈光改变：血糖升高时，血液中无机盐含量下降，房水渗入晶状体使之变凸，出现近视；血糖降低时，晶状体内水分渗出，晶状体变扁平而出现远视。②合并老年性皮质性白内障：此型较多见。临床表现与老年性皮质性白内障相似，但白内障发生时间较正常的老年人早，进展更快。真正的糖尿病性白内障临床上比较少见，一般来说，以中青年糖尿病患者发病最高。对于中年以后发生的白内障，很难在糖尿病因素和老年因素之间做出准确鉴别。但有很多证据支持这样一种现象，即糖尿病因素可以使老年性白内障提早出现或加速其发展。

（2）半乳糖性白内障　多见于儿童，由与半乳糖代谢有关的酶缺陷所致，为常染色体隐性遗传病。患儿因缺乏半乳糖激酶、半乳糖–1–磷酸尿苷转移酶，半乳糖在体内蓄积，经房水渗入晶状体，导致晶状体纤维水肿、肿胀、混浊。

（3）手足搐搦性白内障　系由于血钙过低引起的白内障。多由于甲状旁腺功能低下，手术损伤甲状旁腺或营养障碍致血钙过低所致。因低血钙患者常有手足搐搦故得此名，晶状体混浊表现为许多白色、红色、蓝色或绿色微小结晶分散在前后皮质内，混浊区与囊膜有一透明分界。对代谢性白内障，除药物或手术治疗白内障外，治疗全身性代谢疾病也十分重要。糖尿病性白内障患者应积极治疗糖尿病，控制血糖；对半乳糖性白内障患者给予无乳糖和无半乳糖饮食；对血钙过低者给予钙剂，维生素D，必要时应用甲状旁腺制剂。

什么是并发性白内障？

就本质意义上讲，由全身或眼局部病变引起的白内障都属并发性白内障范畴。但与眼局部病变有关的并发性白内障是指由于眼部炎症或变性类疾病，以及眼内肿瘤或缺血等引起的白内障病变。随着内眼手术的开展，如青光眼滤过手术、视网膜玻璃体手术等，术后并发白内障在临床上也逐渐增多。虹膜睫状体炎是引起并发性白内障的最常见原因。另外，眼部变性性疾病，如高度近视、视网膜营养不良、视网膜脱离、绝对期青光眼，以及眼内肿瘤等，也是并发性白内障发生的常见原因。临床表现：患者有原发病的表现，常为单眼。眼前节疾病所致的白内障多由前囊膜或前皮质开始，而眼后节疾病则相反。由青光眼引起者，多由前皮质和核开始。高度近视所致者多为核性白内障。典型的并发性白内障病变进展缓慢，局部炎症得到控制，混浊可长期稳定而不发展。治疗：治疗原发病。如病变已影响工作和生活，且患眼光定位准确，红绿色觉正常，可行白内障手术。不同类型葡萄膜炎引起的白内障，对手术反应不同，应根据炎症的类型，在眼部炎症控制后，手术摘除白内障；是否植入人工晶体应慎重考虑；手术前后，局部或全身应用糖皮质激素的剂量要大些，时间长些。

什么是外伤性白内障？

直接或间接性机械损伤作用于晶状体，使其产生混浊性改变，称为外伤性白内障。由于外伤的不确定因素，相应的治疗也会有所不同，包括白内障摘除的方法以及人工晶体植入的时间。外伤性白内障包括：

（1）钝挫伤性白内障：挫伤时瞳孔缘部色素上皮细胞脱落，晶状体前囊膜出现环形混浊，其下可有浅层皮质混浊。挫伤严重时晶状体囊膜破裂，房水进入晶状体而形成白内障。

（2）眼球穿通伤所致的穿通伤白内障：眼球穿通伤时往往有晶状体囊膜破裂，水分渗入晶状体而致混浊。若囊膜破口小，可自闭而形成局限性的混浊；若破口大，晶状体则完全混浊，且晶状体皮质可溢出至前房引起继发性青光眼或葡萄膜炎。若合并眼内异物，也可因异物引起的炎症反应或晶状体铁锈、铜锈沉着症等导致白内障的发生。

（3）辐射性损伤：主要包括红外线性白内障、电离辐射性白内障（包括X射线、γ射线和中子辐射等）、微波性白内障等。大剂量紫外线辐射可诱发急性白内障。电击性白内障：触电或雷电均可引起晶状体局限性或完全性混浊。

为什么有些白内障患者会同时发生青光眼？

皮质性白内障是老年性白内障中最常见的一种类型，其特点是混浊自周边部浅皮质开始，逐渐向中心部扩展，占据大部分皮质区，在晶状体纤维水肿和纤维间液体的不断增加，晶状体发生膨胀，厚度增加，因此也被称作膨胀期。由于膨胀的结果而使房水循环的通路受到阻碍，就可以引起眼压升高，容易诱发青光眼的急性发作。

但是，并非所有皮质性白内障患者都要经历膨胀期发展过程。即使有，其持续时间长短及严重程度个体间存在很大差异，不一定都会诱发青光眼。

除了青光眼，患白内障时还会同时并发哪些眼部疾病？

白内障是临床最常见的致盲性眼病，随着白内障手术的普及，人们似乎产生了这样的看法：得了白内障并不可怕，不管得病时间多长，视力下降多严重，只要做了手术，视力就能够恢复正常。其实，这是一种错误的认识，因为对于老年性白内障，在其漫长的发生、发展过程中，会出现一些并发症，可严重地影响手术疗效。

除了由于晶状体肿胀，前房变浅，房水外流受阻，导致的急性闭角型青光眼发作外，过熟期白内障囊膜的通透性增加或有细微破裂，晶状体内的细小颗粒成分可以随房水的流动游移到前房，积聚于前房角，阻塞房水的流出通道，也可以导致晶状体溶解性青光眼。

老年性白内障还可并发晶状体过敏性葡萄膜炎，这是由于过熟期的白内障晶状体囊膜变性或晶状体核的撞击，囊膜通透性增加甚至破裂，液化的晶状体皮质溢出。进入房水的晶状体皮质蛋白自在母亲子宫中形成之日起，就从来没有和眼球的其他部分接触过。在人体眼球中，有一整套的免疫防御系统，平时承担着抵抗外界毒素和异物"侵略"和损害的作用。但晶状体皮质蛋白溢出，与之接触后，免疫系统也把它们认为是"侵略者"，立即展开激烈的"反击战"，医学上称为自身免疫反应，导致严重的前葡萄膜炎，表现为眼睑肿胀、角膜水肿、角膜后片状沉着物堆积、瞳孔与晶状体广泛粘连，患者感到眼痛、眼红、视力进一步下降，须手术摘除白内障。

许多先天性白内障患者常合并其他眼病或异常，这些并发症的存在加重了视力障碍，因此在诊治先天性白内障时，要重视这些并发症，以便采取正确的治疗措施。这些并发症包括：

（1）斜视　约有1/2以上的单眼白内障患者和不足1/2的双眼白内障患者伴有斜视。由于单眼晶状体混浊或屈光力的改变导致视力下降；或双眼晶状体混浊程度不同而造成双眼视力不平衡，破坏了融合机制，逐渐造成斜视。此外，先天性白内障的患眼可有某些解剖异常（如小眼球）和某些眼内的疾病，也可导致斜视的发生，并且逐渐加重。某些系统性疾患可为先天性白内障合并斜视，如Stickler综合征、某些染色体异常综合征等。

（2）眼球震颤　因先天性白内障视力受影响，不能注视而出现摆动性或是搜寻性眼球震颤，即继发性眼球震颤，在白内障术后可以减轻或消失。如果术后眼球震颤不能消除，会影响视力的恢复。合并眼球震颤也可见于某些系统疾病，如21号染色体长臂缺失，Marinesco-Sjögren综合征。

（3）先天性小眼球　先天性白内障合并先天性小眼球的患者，视力的恢复不理想，即使是在白内障术后，视力恢复也非常有限。先天性小眼球可能是在晶状体不正常的发育过程中发生晶状体混浊而改变了眼球的大小，多与遗传有关。除小眼球外，还可合并某些眼内组织（如虹膜、脉络膜）缺损。先天性白内障合并小眼球者，也可见于某些系统病。

（4）视网膜和脉络膜病变　有少数先天性白内障患者可合并Leber先天性黑矇、黄斑营养不良等。除上述较常见的并发症以外，还可合并晶状体脱位、晶状体缺损、先天性无虹膜、先天性虹膜和（或）脉络膜缺损、永存瞳孔膜、大角膜圆锥角膜等。

在被诊断为白内障后，出现哪些眼部不适时需要急诊治疗？

在确诊为白内障后，一般只要注意视力的变化，定期门诊随访即可。但如若出现以下一些情况就需要急诊治疗：

（1）急性闭角型青光眼：膨胀期白内障由于晶状体皮质吸收水分，使晶状体肿胀，前房变浅，房水外流受阻，可导致青光眼急性发作。此时患者出现眼胀痛、头痛、看灯光时会出现彩色光圈，严重时出现恶心、呕吐、视力急剧下降。

（2）瞳孔阻滞型青光眼：过熟期白内障由于固定晶状体的悬韧带变性和松弛或由于眼外伤导致晶状体悬韧带断裂，出现晶状体脱位或移位，引起瞳孔阻滞，即房水通过瞳孔时受阻，使眼压升高而导致的继发性青光眼。此时出现的典型症状是：严重的眼痛、头痛、恶心、呕吐。

（3）晶状体过敏性葡萄膜炎：由于过熟期的白内障晶状体囊膜变性或晶状体核的撞击，囊膜通透性增加甚至破裂，液化的晶状体皮质溢出。进入房水的晶状体蛋白可诱导自身免疫反应，导致严重的前葡萄膜炎。临床表现为眼睑肿胀、角膜水肿、角膜后片状沉着物堆积、瞳孔与晶状体广泛粘连，患者感到眼痛、眼红、视力进一步下降。这些均需要尽快到医院就诊进行治疗，必要时需及时摘除晶状体。

诊断与鉴别诊断篇

- ◆ 白内障的诊断依据有哪些？
- ◆ 视力下降到多少，才能诊断为白内障？
- ◆ 为什么有些医生说你有白内障，而其他医生却说没有白内障呢？
- ◆ 诊断白内障的眼部检查有哪些？
- ◆ 诊断白内障，一定需要测量眼压吗？
- ◆ ……

白内障的诊断依据有哪些？

白内障的诊断依据只需要症状（指患者的主观感受）和体征（即医生的检查发现）两部分就可以了。

白内障的症状已在症状篇中有详细的描述。在临床上有治疗意义的白内障诊断时必须加上视力标准，即世界卫生组织提出的"矫正视力低于0.5"。

白内障的体征就是5个字："晶状体混浊"。这一体征可以在肉眼、手电筒等聚光灯或裂隙灯显微镜下观察发现。裂隙灯显微镜是眼科医生最常用的检查仪器，到眼科就诊晶状体疾病的患者必须经过它的检查。裂隙灯显微镜分成照明系统和双目显微镜两部分，通过一系列光学作用，将患病眼睛的图像放大到10~25倍，如同做视网膜的显微镜检查一般，实时反映出患病眼睛的病变。在裂隙灯显微镜下，晶状体的细微混浊都能被清晰发现。

视力下降到多少，才能诊断为白内障？

在老年性白内障形成前，眼科检查可以发现，晶状体的整体透明度比年轻人有所下降。随着年龄的继续增大，出现明确的晶状体局部混浊，这是一个由量变到质变的过程。

对白内障诊断的视力标准一直有些争议。以往认为："只要发现有晶状体混浊就可以诊断为白内障"。但是，相当多的早期晶状体混浊并不引起视力下降，患者也没明显的不适症状，当患者听闻"你患有白内障"时，反而造成一些不必要的惊慌。

因此，从群体防盲治盲的角度出发，世界卫生组织提出了矫正视力小于0.5的视力标准。

为什么有些医生说你有白内障，而其他医生却说没有白内障呢？

我国人民的经济条件和卫生资源正日益改善，特别是在城市里，定期地体检或一有不适即去求诊已成为一种习惯，所以，在多个医生那里得到眼睛病变的诊断已经不稀奇了。

从前文可以了解到，"晶状体混浊"是诊断为白内障的必要条件之一。目前确认患病眼睛是否存在"晶状体混浊"还是要依靠眼科医生的主观判断，也就是说，医生是在主观分析了双眼在各种检查仪器的辅助下看到的患病眼晶状体的改变后做出的判断。所以不同的医生对"晶状体混浊"的认识可以存在差别，有些认为只要有晶状体透明度的下降就是晶状体混浊了，有些则认为必须看到透明的晶状体中出现明显的白色斑点、斑块等才是晶状体混浊。在不同的瞳孔状态下，医生的观察结果也可以不一致，因为有些周边部的晶状体混浊只有在瞳孔散大后才能被发现。再者，对白内障诊断中的视力标准并没有得到所有医生的一致认同，有些医生认为只要有"晶状体混浊"就是白内障了。

因此，在不同的医生那里可能得到截然相反的"白内障"存在与否的诊断。在此，我们想告诉您，如果碰到这样的情况，不用担心，也不用疑虑，很可能您的晶状体只是很轻微混浊，只要没有其他眼病，就不会立即失明。您需要做的只是定期再检查就可以了。如果您的晶状体混浊继续加重的话，所有医生的诊断终将统一，到那时再接受手术治疗，还是有机会提高视力的。

诊断白内障的眼部检查有哪些？

如果出现视力模糊或是白内障相关的症状，应该马上前往医院眼科就诊，通常医师并不会让你接受繁复的检查，更不可能把眼睛剖开来看，所以不必害怕。

一般来说，眼科医生会首先详细询问您的自觉症状发生和发展的经过，以及是否接受过诊断和治疗等（这在医学上叫作病史）。譬如：您的视力下降是逐渐发生的？还是突然下降的？是否伴有明显的眼球胀痛？

在得到您详细的回答后，医生可以掌握许多有益诊断的信息。然后，就是一系列的检查过程。对白内障的诊断来说，眼科检查常规按以下5个步骤进行。

（1）视力检查　一般先查裸眼远视力，也就是在不戴眼镜的状态下，检查您的眼睛分辨较远距离外的视力表上的不同视标的准确性。国内大多采用国际标准E字视力表，在5m外进行检查。然后再戴上眼镜检查矫正视力。随后是查裸眼和矫正的近视力，采用标准近视力表在距眼30cm处进行检查。如果您没有佩戴过眼镜，医生会让您验光。如果是严重的白内障的话，矫正视力，无论远视力还是近视力都很差。

（2）裂隙灯显微镜检查　用裂隙灯显微镜来放大您的眼睛的图像，明确是否存在晶状体混浊，以及排除其他眼病，如角膜病、葡萄膜炎等。

（3）眼压检查　用专门的眼压计来测量眼睛的压力。如果眼压高过正常范围，可能是青光眼；如果眼压低于正常范围，可能有视网膜脱离或脉络膜脱离。

（4）眼底检查　通过直接或间接检眼镜观察玻璃体、视网膜等的细小变化。它们的工作原理就是借助检眼镜上的光源，照到眼内，又从视网膜反射过来，被检查医生所观察。

如果有必要的话，医生会根据需要散大患者的瞳孔，以便更清楚地看到视网膜。一般检查用的散瞳药物是短效的，譬如托吡卡胺眼药水，其散瞳效果一般持续4个小时左右，药效消失，检查眼的瞳孔将自行恢复到正常。而且，散瞳药物一般对身体副作用很小，完全不必害怕。

如果白内障很严重，医生就可能无法看到视网膜，那么就要进行眼超声波检查，来辅助判断眼底病变。

（5）眼部特殊检查　常用的如眼超声波检查、视觉电生理检查等。

以上是最基本的眼科检查步骤，通过这些检查，基本上就可以对您的视力下降问题是否单纯由于白内障引起的有了答案。必要时，医生也会安排您进行光感光定位、色觉、对比敏感度、视野等各种检查。请放心，这些检查绝大多数对您的眼睛无任何损伤。

诊断白内障，一定需要测量眼压吗？

白内障的诊断标准中，没有眼压的标准，所以并不是依靠眼压测量的结果来诊断白内障的。

但是，眼压的测量是眼科医生看诊时必须进行的步骤。如前所述，在老年性白内障的膨胀期或过熟期，都有青光眼发生的可能性。而有些患者的视力损害，是由青光眼，而不是白内障引起的。青光眼的诊断必须依靠眼压测量来确定。

测量眼压有2种方法：一种是医生凭经验，轻轻地触按眼球来感觉，当然，这肯定不精确；另一种就是通过专用的眼压测量仪器，就是眼压计。目前眼科常用的有压陷式眼压计、压平式眼压计和非接触眼压计这3种类型，各有优缺点，也需要有患者的良好配合才能完成。

诊断白内障，需要做眼超声波检查吗？

诊断白内障，通常只要利用裂隙灯显微镜检查，就可以确定晶状体是否混浊，充分散瞳后在暗室内进行检查，更能了解晶状体全貌。

然而，眼球是个整体，不能"一叶障目不见泰山"。在诊断时，全面了解玻璃体、视网膜等病变是必需的。

医生常用检查玻璃体和视网膜的设备是检眼镜，它采用的是可见光进行检查。当晶状体混浊非常严重时，可见光是无法透过混浊区域的，也就无法对眼后节进行检查。打个比方，面前有一个只有一扇窗户密闭的、内部没有光源的屋子，而我们只有手电筒用来照明观察。如果窗户脏得不严重，我们还可以透过那些窗户上尚透明的区域，看到屋子里的东西。如果窗户上积着厚厚的灰尘，再亮的手电筒光也不一定能帮得上忙了。

老年人在患上白内障的同时，也可能还有其他与老年相关的眼病存在。譬如高血压、糖尿病等，还有眼本身的退化性疾病如老年性黄斑变性等，这些都可能引起眼内出血，视网膜脱离等。如果检查没有发现这些疾病的话，贸然进行白内障手术后的效果肯定不理想，甚至有加重这些病变的可能。

眼科超声检查采用的多是10~20MHz的超声波进行检查，由于超声波的特性，它可以透过混浊的晶状体，将白内障后方的玻璃体、视网膜的影像反映给我们。B型超声波（简称"B超"）可以检查出玻璃体积血、视网膜脱离、脉络膜脱离、眼内异常物体、眼内肿瘤等病变，而且，超声波对人体没有损伤，可以实时提供眼内结构的动态图像，价格又相对不高，所以在白内障诊断和手术前准备过程中是值得采用的。

另外，A型超声波（简称"A超"）是不少眼科用于计算白内障手术中植入人工晶体度数的必要工具。

诊断白内障，需要做视觉电生理检查吗？

如前文所叙述，白内障的诊断是不需要做视觉电生理检查的。

视觉电生理检查包括眼电图（EOG）、视网膜电图（ERG）和视觉诱发电位（VEP）这3个部分，其检查的原理是利用视觉形成和传递过程中，产生的生物电活动来了解视觉功能。这是一种无创性的客观视功能检查方法，可用于测定不合作的婴幼儿、智力低下患者及伪盲者的视力；可以分层定位从视网膜到大脑视觉中枢的病变部位；可以在严重白内障时了解视网膜细胞有无病变等。所以，与超声波检查一样，是值得在白内障诊断和手术前准备过程中进行的检查。

还有哪些眼科检查是与白内障相关的？

光感光定位检查。如果检查远视力时，发现连0.01都没有，医生就会安排检查光感和光定位。采用蜡烛光或专用的仪器，从5m距离开始，逐渐移近患病眼，了解到多少距离时患者能发现光亮。如果是在3m处患者能判断眼前有亮光还是没有亮光，则记为"光感/3m"。单纯的白内障病变是不会引起"无光感"（即在眼前的光亮都看不到）。

医生嘱咐患者受检查的眼睛向前方注视不动，将光源放在受检查眼睛前1m处的上、下、左、右、左上、右上、左下、右下和正中央的9个方位，测试受检查的眼睛是否能正确判断光源方向，从而记录各方位光定位能力是否存在。

色觉检查。检查色觉可以发现不同类型和程度的先天性和后天性眼疾。红绿色觉异常是视神经病变的表现，而黄蓝色异常多为视网膜和脉络膜的病变。

视野检查。通过视力表查到的只是中央区视网膜，也就是黄斑中心凹区域视网膜的功能。医生有时还想了解周边部的视功能，这就得依靠视野检查。所谓视野，指的就是人眼所能看到的范围。视野检查目前分成静态视野和动态视野检查2种。医生根据视野缺损的区域，可以初步判断病变的性质。

对比敏感度检查。检查人眼分辨不同大小（空间频率）物体的能力。白内障的患病眼，对比敏感度是下降的。打个比方，一位白内障患者，视力0.2，还能分辨白底黑字的视力表上的视标，但却一点儿都看不清楚灰底黑字的文件稿。

泪道检查。在白内障手术前，进行泪道检查是常规的，主要是检查泪道是否通畅，是否存在脓性分泌物等。如果泪道阻塞或有化脓性的炎症，局部就可能有潜伏的细菌，白内障手术后眼内感染的可能性就很大了。在这种情况下，必要时，需要摘除泪囊，或通过鼻腔泪囊吻合术来解决泪道阻塞问题。

角膜内皮镜检查。角膜内皮镜是专门用于检查角膜内皮形态和数量的仪器。用来判断人角膜内皮细胞的数量和检查最大最小内皮细胞面积等。对白内障手术中的操作步骤，手术后对角膜的观察都是必需的。

激光视力检查。即激光干涉条纹视力检查。是利用对人眼没有损害的氦氖激光，通过特殊的光学装置产生的两相干涉条纹作为视标投射到眼内。经过一系列的系统处理，在视网膜上出现粗细不等的条纹，患者辨别它们的粗细，推算出视力。

角膜曲率检查。和A超一起，常用于计算人工晶体度数。

诊断白内障，需要验血吗？

诊断白内障一般只需检查眼睛结构，不需验血。但当医生怀疑白内障的发生与其他全身疾病有关时，就可能要求做一些血液学检查。

在白内障手术前是必须验血的，了解是否有血常规、肝功能、肾功能、凝血功能的障碍，以保证手术当中和手术以后的安全。

白内障的分级标准是什么？

为了更好地研究白内障，评价晶状体混浊度和核的硬度非常重要。眼科研究者对晶状体的混浊度和硬度进行了广泛的研究，创立了很多晶状体的分类系统。目前，临床上最常用的晶状体混浊分类系统是美国国立眼科研究所资助完成的LOCS II晶状体分类系统，用于晶状体混浊类型评估及晶状体混浊程度评估。该方法广泛地被眼科医生所接受，但目前在白内障大规模人群的流行病学调查研究中尚无法良好应用，原因在于LOCS II系统评价晶状体的混浊程度是半定量的，部分需要依靠对眼睛拍照来分析，大量人群调查时有困难；而且该系统也无法评价晶状体混浊度的微小变化（表4-1）。

表4-1 LOCS II晶状体混浊分类标准

晶状体部位	混浊情况	LOCS II分类
核	透明，胚胎核清楚可见	N0
	早期混浊	N1
	中等程度混浊	N2
	严重混浊	N3

续表

晶状体部位	混浊情况	LOCS Ⅱ 分类
皮质	透明	C0
	少量点状混浊	CTR
	点状混浊扩大，瞳孔区内出现少量点状混浊	C1
	车轮状混浊，超过两个象限	C2
	车轮状混浊扩大，瞳孔区约50%混浊	C3
	瞳孔区90%混浊	C4
	混浊超过C4	C5
后囊膜下	透明	P0
	约3%混浊	P1
	约30%混浊	P2
	约50%混浊	P3
	混浊程度超过P3	P4

LOCS Ⅲ 是 Chylack 等在 LOCS Ⅱ（1989）基础上补充修订的。LOCS Ⅲ 仍使用裂隙灯显微镜观察和一组标准彩色裂隙灯显微镜下后照明照片，将晶状体核混浊（N）、皮质混浊（C）、后囊膜下混浊（P）和晶状体核颜色（NC）分成标准等级。用患者白内障照片与其进行比较，以确定患者白内障程度。

LOCS Ⅲ 对检查结果提出如下分级：

核混浊分级标准：将照片内的核区同标准的6个裂隙灯显微镜照片上同一区域进行比较，这6个照片从轻度到重度混浊，依次冠以N01~N06，代表不同混浊程度。如平均混浊程度介于两个标准之间，则用小数点表示。

皮质混浊分级标准：将裂隙灯显微镜照片同标准照片C1~C5进行比较而分级。如果混浊程度介于两个标准级之间，则用小数点表示。皮质混浊的范围从极微小皮质改变到完全的皮质混浊。但轻度的水隙、空泡、板层分离及孤立的点状混浊均可忽略不计。

后囊下混浊分级标准：后囊下皮质混浊形态复杂，只有红光反射条件下可察觉的混浊方可分级。其混浊程度仍需对照标准照片P1~P5来确定，介于两标准之间者，用小数点表示。

应用 LOCS III 时，对患者晶状体照相有严格的条件要求，包括胶卷型号、闪光强度、光圈、裂隙灯照明与视轴夹角等，以最大限度减少操作误差。比较时，将患者照片和标准照片同时用幻灯放映，要求光线和大小相同。也可以直接在裂隙灯显微镜下，用裂隙光和后照明法显示晶状体混浊情况，并同标准照片进行比照，确定其混浊程度。

晶状体核硬度如何分级？

LOCS 系统诊断标准比较复杂，在医生临床工作中应用时不够简便。所以，一种对治疗、手术有指导意义的简洁的分级方法——晶状体核硬度分级则被临床大量采用。晶状体核的软硬程度是超声乳化吸除术选择适应证和手术方式的主要参考依据。临床上最常用的是 Emery 核硬度分级标准：

I 级：透明，无核，软性；

II 级：核呈黄白色或黄色，软核；

III 级：核呈深黄色，中等硬度核；

IV 级：核呈棕色或琥珀色，硬核；

V 级：核呈棕褐色或黑色，极硬核。

"白瞳症"是什么，除白内障外还有哪些疾病也会出现"白瞳症"？

新生儿出生后瞳孔区有白色反射称为白瞳症，其中最常见的即是先天性白内障，还有其他眼病也可造成。因其临床表现、治疗和预后不同，及时正确的鉴别诊断是非常必要的。

先天性白内障是胎儿在发育过程中晶状体发育、生长障碍所引起。发生原因有内源性和外源性两种：内源性与染色体基因有关，有遗传性；外源性是指母体或胎儿的全身性疾病对晶状体造成的损害，如母亲在妊娠前 3

个月内患病毒感染性疾病，如风疹、麻疹、水痘、腮腺炎等或甲状腺功能不足、营养不良、维生素缺乏等，均可引起先天性白内障。

按晶状体混浊的形态、部位分为以下6种先天性白内障：前极白内障、后极白内障、绕核性白内障（板层白内障）、花冠状白内障、全白内障、膜性白内障。

先天性白内障的诊断依据为：

（1）有遗传史，与染色体基因有关，或者母体怀孕最初3个月时有风疹、水痘或腮腺炎等病毒感染病史。

（2）自幼发生，晶状体混浊为双侧性，静止性，仅少数病例出生后可继续发展，混浊区与透明区分界清晰。

（3）混浊部位和范围，形态决定了混浊和视力下降的程度。

本病主要与眼内炎、晶状体血管膜、永存原始玻璃体增生症、视网膜母细胞瘤、早产儿视网膜病变、外层渗出性视网膜病变等鉴别，这6种疾病的具体鉴别要点详见下文。除此之外，还有以下这些疾病需要做鉴别。

（1）炎性假性胶质瘤　多为双眼发病，少数为单眼，在晶状体后有白色的斑块，眼球变小，眼压降低，其发病原因是在胚胎发育的最后3个月，在子宫内受到母亲感染的影响或是出生后新生儿期眼内炎造成的。

（2）视网膜发育不良　患儿为足月顺产，眼球小，前房很浅，晶状体后有白色的组织团块而呈白瞳孔。常合并大脑发育不良，先天性心脏病，腭裂和多指畸形。

（3）先天性弓形虫病　本病近年来在我国已有报道。其特点是反复发生的眼内炎症，最后遗留脉络膜视网膜的色素性瘢痕，病灶多见于黄斑区，因而有白瞳孔的表现。并可有肝脾肿大、黄疸、脑积水和脑钙化。弓形虫间接血液凝集试验阳性，弓形虫间接免疫荧光抗体试验阳性，可以做出诊断。

（4）弓蛔线虫病　患病儿童的眼底有肉芽肿形成，临床分为两种类型：一是无活动炎症的后极部局限性脉络膜视网膜肉芽肿，另一是有明显炎症的玻璃体混浊。二者均可致白瞳孔反射。询问病史，患儿有动物（猫狗）接触史。

（5）其他　少见的还有Norrie病、眼底后极部缺损、玻璃体积血机化、严重的视网膜胶质增生等。

如何鉴别白内障和眼内炎？

眼内炎，顾名思义，就是指眼球内部发炎。眼内炎可表现为前房内积聚大量脓液，也会在瞳孔区形成"白瞳"样外观，但与白内障有明显不同。

感染性眼内炎是极为可怕的眼科急症，是一种迅速波及眼内组织和眼内液体的炎症，炎症蔓延在房水、玻璃体、视网膜、葡萄膜乃至巩膜。炎症还可以继续向角巩膜及眼眶组织蔓延，发展为眼球周围炎。尽管大量使用抗生素并进行手术治疗，仍然不能避免视力下降，甚至不能挽回视力。因此及时发现眼内炎，判别病原体，给予正确处理对于挽救患者视力或者减少视力损伤是非常重要的。

眼内炎包括外源性和内源性，外源性眼内炎主要有两类：手术后眼内炎和外伤后眼内炎，内源性眼内炎是由从身体其他部位的致病源随血液到达眼球，或是身体处于免疫抑制状态所引起的。

1.手术后眼内炎

（1）危险因素

①预示因素（易感因素）：通过对玻璃体内培养物的病原体引起眼内炎的菌群DNA序列研究提示手术后眼内炎常常来源于眼附属器的感染，如睑缘炎、结膜炎、泪囊炎、泪小管炎和不够干净的角膜接触镜；还常发生在合并干燥性角结膜炎、睑内翻、睑外翻、睑缘缺损等不能保持角膜湿润状态的情况时。神经性皮炎患者也已明确证明是眼内炎发生的高危人群。此外，还有一些全身免疫功能障碍性疾病、糖尿病、肾功能障碍、肿瘤和长期使用皮质激素的患者都容易发生眼内炎。

②白内障术中危险因素：手术时间长、特别是手术出现意外，玻璃体脱出；植入物的材料特性，如Prolene襻容易复制细菌，表面光洁度不够好的人工晶体也有较高的风险，如硅胶型人工晶体。

③手术后危险因素：伤口关闭不良，特别是有虹膜或玻璃体嵌塞在伤口。

此类眼内炎的主要致病菌为凝固酶阴性的微球菌，特别是表皮葡萄球菌，其次是金黄色葡萄球菌和链球菌，革兰阴性病原体在术后眼内炎是比较少见的。

（2）发病特点

①急性术后眼内炎：出现在术后2~7天，原则上所有眼内手术均可发生。单纯白内障手术后发生率0.07%~0.12%，联合人工晶体植入后为0.3%~0.4%，如果联合青光眼手术或角膜移植手术发生率还会进一步上升。

②术后延迟的眼内炎：发生在术后6周或数周后，此时常刚刚停止使用抗炎药，此时的发病取决于微量病原体的毒力和机体免疫屏障之间的平衡。这一时间的发病还见于小梁切除术后眼内炎。病原体主要有：丙酸菌属和表皮葡萄球菌，也有念珠菌。丙酸菌属是一种自由选择的、厌氧的、多形的革兰阳性菌，生理状况下存在于皮肤的毛发中属正常菌群。细菌培养较困难，结果要等几周。这种菌可附着在晶状体的皮质和囊膜上，被巨噬细胞吞噬后，长期潜伏在巨噬细胞内，导致慢性炎症。

2.创伤后眼内炎

在开放性眼外伤发生率约7%，发生在农村的开放性眼内炎可达30%，主要由异物，如铁屑、石块、麦芒等进入眼球引起，如果被蜡样芽孢杆菌污染，治疗效果很差。

3.内源性眼内炎

内源性眼内炎是由血源感染或免疫抑制引起。细菌性血源感染见于心内膜炎和肾盂肾炎，真菌感染发生在器官移植后使用大量免疫抑制剂的患者和肿瘤患者化疗后。

（1）病因　①全身疾病，长期监护病房，全身插有输尿管、静脉管道；静脉药物的滥用；大范围的手术。②原发免疫缺损，继发免疫损害、糖尿病、慢性肾功能不全、消耗性疾病、艾滋病。③长时间预防性抗生素使用：不仅没有起到预防感染作用，反而导致内源性眼内炎的发生，双眼发病占25%，单眼发病常以左眼为主。

（2）病原体　半数以上内源性眼内炎是由真菌引起，其中80%为白色念珠菌，15%为曲霉菌。发生曲霉菌性眼内炎时易发病很快、前房和玻璃体出现珠样、线样物。细菌性眼内炎的病原体有链球菌和葡萄球菌、肺炎球菌、嗜血杆菌、奈瑟菌属细菌等。

4.非感染性眼内炎

眼内炎也可以由免疫性病变引起。例如闭合性眼外伤合并晶状体囊膜破裂、晶状体过敏性眼内炎。此外，还有交感性眼炎等。

（1）症状

①眼痛：眼部疼痛，或者白内障术后眼痛消失后重新出现眼痛。

②视力下降，严重者可降到手动。

（2）体征

①结膜：球结膜充血、水肿。

②角膜：早期常有角膜后弹力层皱折、实质层水肿、角膜后可以有各种形态分泌物，脂状物常提示丙酸菌属感染。

③前房：在裂隙灯显微镜下闪光感和浮游细胞，浮游细胞多时形成前房积脓，毒性低的病原体形成的前房积脓较少，借助前房角镜才能发现。

④晶状体：晶状体或人工晶体表面有渗出物沉积。

⑤玻璃体：透明的玻璃体变得混浊，如果透过混浊区尚能看到视网膜和血管，为轻度混浊，视网膜的红色反光完全看不到为重度混浊。不同的感染引起的混浊各有不同：丙酸菌属眼内炎，炎症轻但持续存在；真菌感染，玻璃体腔内有珍珠样或棉絮状混浊，但眼底可看得较清楚；表皮葡萄球菌，玻璃体炎症较轻，预后较好；其他革兰阳性球菌，如金葡菌、链球菌玻璃体混浊较重，红光反射常消失。脓性物常蔓延到视网膜下，预后差。

⑥视网膜：白色念珠菌，局部出现黄色病灶。细菌毒性反应：视网膜血管收缩，视网膜有出血斑，视网膜上白色结节状斑块。

如果按炎症部位和程度，眼内炎也可分为：

①眼前段局部眼内炎：虹膜炎、前房反应重到前房积脓、轻微眼睑水肿，轻微玻璃体混浊。

②眼后段局部眼内炎：局部脉络膜和视网膜病灶，中到重度的玻璃体浸润中等程度的前房反应，眼睑水肿和轻微上睑下垂。

③眼前段弥漫性眼内炎：眼前段局部眼内炎体征＋明显的结膜充血、角膜水肿、继发青光眼。

④眼后段弥漫性眼内炎：眼后段局部眼内炎体征＋视网膜动脉闭锁、明显的结膜充血、继发青光眼。

⑤全眼球炎：眼球突出、眼肌运动障碍、眼睑水肿和上睑下垂、结膜严重充血，角膜混浊、前房积脓、大量玻璃体浸润、视网膜坏死和继发青光眼。

血液学检查可以发现：患者血液中，白细胞若<10000/ml提示表皮葡萄球菌，或非细菌感染，白细胞若>10000/ml提示毒性强的细菌。

超声波检查可以区分一般的玻璃体混浊和玻璃体脓液积聚。

当怀疑眼内炎时应提取前房水和玻璃体标本进行细菌学检测。在不同的培养基上能生长出不同的细菌，再可以进行标本染色和药物敏感性实验。一般先根据染色结果初步决定抗生素，再根据细菌培养和药物敏感试验结果调整抗生素。

如何鉴别白内障与晶状体血管膜？

在胚胎发育过程中玻璃体内曾出现玻璃体动脉，但到出生前，就应该自行萎缩。如果到出生后，玻璃体动脉仍不消退，可引起多种发育性异常，包括永存瞳孔膜、晶状体血管膜、永存原始玻璃体增生症、先天性视网膜皱襞等，有学者通称这些为永存性胚胎血管（PFV）。

晶状体血管膜常见的表现为：Mittendorf斑，是其前部的残留物，为附着于晶状体后囊上小而致密的白斑，可位于晶状体后极的鼻侧或下方。其后部残留物，称Bergmeister视盘，是从视盘边缘伸入玻璃体的一段纤维胶质组织。整个玻璃体动脉，可从视盘到晶状体永久性存留，可闭塞或有潜在管腔，称永存玻璃体动脉。这些残留物对视力影响不大，无须处理。

如何鉴别白内障和永存原始玻璃体增生症？

永存原始玻璃体增生症为胚胎期原始玻璃体不能正常消退所致，常因出生后有白瞳而能被家长发现就诊。绝大多数为单眼，表现为前部型或后部型。

（1）前部型　除白瞳外尚有小眼球、小角膜、浅前房、小晶状体。灰白色膜样组织覆盖于晶状体后囊，中央部分较厚，偶有永存玻璃体动脉。一旦晶状体后囊膜破裂，则晶状体皮质发生肿胀混浊，堵塞房水通道，引发青光眼。晶状体皮质吸收后为纤维膜替代（膜状假晶状体）。如果在眼底犹可窥见时，常能检出玻璃体内机化条索，视盘前膜及其边缘视网膜的牵引皱褶。

（2）后部型　可单独发生，或伴有前部型，可为小眼球，但前房正常，晶状体透明，没有晶状体后膜，一支血管膜样组织从视盘起始，沿视网膜皱襞向晶状体后延伸，达到后方周边部。

诊断依据包括：

（1）足月产新生儿，出生后已见白瞳症。

（2）单眼发病，多伴小眼球，另眼正常。

（3）视力减退，瞳孔区灰白，晶状体透明，但较小，扁平，晶状体后方可见白色膜状物，中央较厚，周边较薄，常伴有新生血管。散瞳后可见长的睫状突。

（4）增殖的纤维膜牵引可致视网膜脱离，严重者可致角膜混浊，继发性青光眼，玻璃体积血，眼球萎缩。

如何鉴别先天性白内障和视网膜母细胞瘤？

视网膜母细胞瘤在婴幼儿眼病中，是性质最严重、危害性最大的一种恶性肿瘤，具有家族遗传倾向，多发生于5岁以下，个别的病例可发生在成年甚至老年。发病率在眼部肿瘤中占据首位，占眼部肿瘤的33.8%，占眼球内肿瘤的70%。可单眼、双眼先后或同时罹患，本病易发生颅内及远处转移，常危及患儿生命，因此早期发现、早期诊断及早期治疗是提高治愈率、降低死亡率的关键。到目前为止，视网膜母细胞瘤的病因及发病机制尚未完全明了，主要是由于基因突变或者遗传性的基因缺陷所致。

视网膜母细胞瘤根据其表现和发展过程一般可分四期。

（1）眼内生长期　肿瘤开始在眼内生长时外眼正常，因患儿年龄小，不能自述有无视力障碍，因此本病早期一般不易被家长发现。当肿瘤增殖突入到玻璃体或接近晶状体时，瞳孔区将出现黄光反射，故称"黑性猫眼"，此时常因视力障碍而瞳孔散大、白瞳症或斜视而被家长发现。

（2）青光眼期　由于肿瘤逐渐生长，体积增大，眼内容物增加，使眼压升高，引起继发性青光眼，出现眼痛、头痛、恶心、呕吐、眼红等。儿童眼球壁弹性较大，长期的高眼压可使球壁扩张，眼球膨大，形成特殊的所谓"牛眼"外观，大角膜，角、巩膜葡萄肿等。

（3）眼外期　①最早发生的是瘤细胞沿视神经向颅内蔓延。②肿瘤穿破巩膜进入眶内，导致眼球突出；也可向前引起角膜葡萄肿或穿破角膜在球外生长，甚至可突出于睑裂之外，生长成巨大肿瘤。

（4）全身转移期　转移可发生于任何一期，例如发生于视盘附近之肿瘤，即使很小，在青光眼期之前就可能有视神经转移，但通常其转移以本期为最明显。转移途径：①多数经视神经或眶裂进入颅内。②经血行转移至骨及肝脏或全身其他器官。③部分是经淋巴管转移到附近之淋巴结。

根据病史、年龄和临床症状可以诊断此病。结合X射线片、B超、CT、荧光眼底血管造影、前房细胞学、尿检、乳酸脱氢酶（LDH）活力测定、同位素扫描、巩膜透照法、癌胚抗原等检查可进一步确诊。

如何鉴别先天性白内障和早产儿视网膜病变？

早产儿视网膜病变（ROP）是一种早产儿视网膜血管异常发育和纤维增生性疾病，是世界发达国家儿童失明的首位因素。近年来，随着我国新生儿重症监护病房的普遍建立，早产儿抢救存活率明显提高，早产儿视网膜病变的发生率也随之上升。因该病发生机制尚未完全明确，使其防治相当棘手。临床上只能依赖早期筛查，及早发现，早期治疗，才有保存部分视力的可能。晚期则无有效治疗方法，患儿往往终身失明。

本病绝大多数见于胎龄少于32周、体重不足1600g的早产儿，也偶见于超过上述体重的足月产儿（所谓早产儿含有产期提前、婴儿未成熟两个意义）。病变活动期的发病率为早产儿的10%~20%，最后纤维膜有残留者则为早产儿的3%左右。性别无明显差异，双眼受害，但轻重可以不等。

氧疗同早产儿视网膜病变的发生有一定关系。有学者认为，高浓度吸氧是其致病的主要原因，早产儿正在发育的视网膜血管对高浓度氧极为敏感，高浓度氧可以引起不成熟的视网膜血管内皮细胞损伤，在无血管区发生缺血性视网膜病变。另有学者认为早产儿视网膜病变的发生与"相对缺氧"有关，即高浓度氧引起血氧饱和度增加，导致不成熟的视网膜血管痉挛或闭塞，若突然停止给氧，造成视网膜出现相对缺氧状态，诱发血管内皮生长因子等促血管生长因子的表达，导致视网膜新生血管和纤维增生。因此近年来的一些研究认为通过辅助氧疗可能有助于预防或减轻早产儿视网膜病变，但也有研究对此持否定态度。关于氧疗在早产儿视网膜病变发病中的具体作用，以及辅助氧疗对早产儿视网膜病变的预防作用还有待进一步研究。

必须指出，虽然给氧治疗是早产儿视网膜病变发病的重要因素，但限定了氧的使用并不能完全阻止早产儿视网膜病变发生。氧仅仅是损伤发育中的视网膜血管的多种因素之一，而最基本的因素还是患儿早产或未成熟。

诊断要点如下：

病史：早产儿和低体重儿。

临床表现：病变早期在视网膜的有血管区和无血管区之间出现分界线，这是早产儿视网膜病变临床特有体征。分界处增生性病变，视网膜血管走行异常，以及不同程度的牵拉性视网膜脱离和晚期改变，应考虑早产儿视网膜病变诊断。

如何鉴别白内障和视网膜毛细血管扩张症（Coats病）？

Coats病又名外层渗出性视网膜病变、视网膜毛细血管扩张症，本病由George Coats于1908年首先报道。大多见于男性青少年，女性较少，少数发生于成年人。通常侵犯单眼，偶为双侧。病程缓慢，呈进行性。早期不易察觉，直到视力显著减退，现出白瞳症或失用性外斜时才被注意。

本病是一种视网膜血管异常，血管内皮细胞屏障作用丧失，以致血浆大量渗出于视网膜神经上皮层下，导致视网膜广泛脱离的视网膜病变。但这种视网膜血管异常是先天性的还是后天性的，是原发性的还是继发性的，到目前为止，尚无定论。

临床表现：因为视力障碍在儿童常不能自述，多在发生斜视或"白瞳症"才就诊。眼底检查和血管造影显示视网膜血管异常。包括：毛细血管扩张扭曲，静脉扩张，微动脉瘤，视网膜大动脉瘤，毛细血管梭形膨胀，呈囊状或球形，毛细血管无灌注及渗出性视网膜脱离。异常的血管功能不全，引起血浆和其他血液成分渗漏、大片黄白色脂质沉着，可见发亮的胆固醇结晶。黄斑可有硬性渗出，或盘状瘢痕。视网膜新生血管少见。病变逐渐加重，尤其是4岁以下儿童进展快，常伴有广泛的渗出性视网膜脱离。最终因视网膜脱离、继发性青光眼等失明。

有哪些综合征会发生白内障？

在有些全身性的疾病中，也会发生眼部的白内障，同时往往还有眼部其他异常，所以必须全面检查。现简单列举这些全身综合征如下。

（1）合并全身病的白内障　胚胎病；Marfan综合征；鸟面综合征；Launrence-Moon-Bied综合征；全身感染性疾病。

（2）合并皮肤科疾病的白内障　异位性皮肤炎（15~20岁才发生）；Rochmund综合征（出生3~6个月发病）；Werner综合征（色素失调病），常伴有葡萄膜炎；先天性鱼鳞癣或外胚层发育不良；Siemen综合征。

（3）合并代谢性疾病的白内障　糖尿病性白内障；半乳糖血症性白内障；Lowe综合征（眼脑肾综合征）；搐搦性白内障（低钙引起）；Fabry病；Refsum病。

（4）合并神经科疾病的白内障　肝豆状核变性；Marinesco-Sjögren综合征。

（5）合并肌肉性疾病的白内障　如肌强直性营养不良（20~30岁发病）。

（6）合并骨骼系统疾病的白内障　下颌骨发育不良；纤维性骨炎及皮肤色素沉着症；点刻状骨骺；尖头畸形。

（7）合并染色体异常的白内障　Down综合征；13~15三染色体；Cockayne综合征。

治疗篇

◆ 如何把握白内障手术治疗的最佳时机？

◆ 药物治疗能否治愈早期白内障？

◆ 治疗白内障的常用药物有哪些？

◆ 怎样延缓白内障的发生发展？

◆ 我国传统医学治疗白内障的方法和尝试有哪些？

◆ ……

如何把握白内障手术治疗的最佳时机？

过去，由于医学技术水平的限制，白内障必须等到完全"成熟"，患眼看不见时才能手术，患者需要长期忍受低视力的烦恼与痛苦。时至今日，随着仪器设备和医疗技术不断创新与改进，白内障超声乳化吸出联合人工晶体植入手术已经非常成熟，白内障手术的安全性与有效性都很高，因此，当白内障药物治疗无效且患者的日常生活和工作已受影响时，便可进行手术。采用超声乳化手术，手术切口小、恢复快。如果像以前那样，等到完全失明时才做手术，反而可能增加相关眼部合并问题的出现，还可能出现手术时间长、恢复延迟等问题。也有一些患者在等待的过程中，会认为视力下降仅是白内障的问题，而忽视了其他眼病的进展，如黄斑变性、低压性青光眼、缺血性视神经病变、视网膜血管性病变等等，错过最佳的治疗时机。对不同的患者来说，接受手术早晚的时机，可有较大的不同。对一个从事精细工作、需要较多视力的人，可以早些手术。目前在发达国家，患眼视力在0.5接受手术已是司空见惯的事，在我国有这样要求的病例也在不断增加，有些患者在不同的光线下视力有很大的波动，明显影响生活质量，完全可以尽早进行手术；对于不要求较高视力的人，等到视力较差时手术也未尝不可。总之何时接受手术治疗，必须从患者的实际要求出发，认真检查排除可能存在影响视力的其他眼病，医患双方商量，以确定手术时机。

药物治疗能否治愈早期白内障？

目前临床上常用的药物不下几十种，有眼药水或口服的中西药，但根据权威医学研究结果，现阶段没有任何药物显示对白内障有确切的治疗效果。国内外医学界一直致力于白内障发病机制和预防干预的研究。一些早期白内障患者，用药以后有时自觉视物略有清晰。这通常不是药物治疗的结果，而是因为某些类型的白内障（如皮质性白内障）对视力影响的特点就是在不同的光线下视力存在一定的波动。白内障的早期进展至成熟是一个较漫长的过程，也有一些可能自然停止在某一发展阶段而不至于严重影响视力。一些中期白内障患者，用药后视力和晶状体混浊程度都未改善。近成熟期的白内障，药物治疗更无实际意义了。

治疗白内障的常用药物有哪些？

白内障治疗的药物一般有以下几类：

①与醌类学说有关的药物如卡他灵、吡诺克辛（卡林优、白内停）、苄达赖氨酸（莎普爱思）等。②抗氧化损伤药物如谷胱甘肽、牛磺酸等。③中成药：如障眼明、障翳散等。④辅助营养类药如复合维生素等。

怎样延缓白内障的发生发展？

根据大规模的研究调查发现，已经明确与白内障发生发展密切相关的因素有：年龄增加、过分地暴露于太阳光（紫外线）照射下、长期接触射线（X光等）、吸烟、喝酒、全身或局部的激素药物使用、合并全身性疾病（如高血压、糖尿病、肥胖等）。因此，如果已经出现了白内障，就更要尽量避免接触上述因素。日常生活出门戴太阳眼镜或有檐的帽子，尽早戒烟，控制血糖、血压和血脂，多喝水，均衡饮食，适量摄入维生素，视力下降时在日常生活中尽量避免眼外伤。

我国传统医学治疗白内障的方法和尝试有哪些？

老年性白内障是重要的致盲性眼病，中医称为圆翳内障、散翳、滑翳、黄心白翳等。本病多因年老体衰、肝肾阴虚、脾肾气虚，精血不能上荣于目所致，治疗多从肝、肾、脾三脏着手辨证论治。

临床主要分为内治与外治疗法，侧重中药外用滴剂的研制。多采用滋补肝肾、活血化瘀、退翳明目、抗衰老方药，使用频率最高的药物是珍珠、石决明。

（1）外治法　国内已有多种中药复方或单体化合物制成滴眼制剂，如麝珠明目滴眼液、强力珍珠滴眼液、941方滴眼液、小檗胺滴眼液等，其中若干品种获得成果及专利；国外20世纪70年代就已采用植物药制成滴眼液治疗白内障。此外还见有中药膜剂、注射液（如脉络膜2号）治疗白内障的文献。

（2）内治法　有汤剂、散剂、片剂，其中障眼明片。辨证分型可归纳为肝肾阴虚、脾胃气虚等型进行论治。

（3）针灸疗法　可概括为一般针刺法、耳穴针刺法、挑刺法、灸疗法、经穴仪器疗法、金针拨障术、鬃针疗法、祛障穴冷冻疗法等。

（4）中西医结合治疗　主要用于白内障并发症（如角膜水肿、虹膜睫状体炎等）的治疗等。

中医药防治未成熟性白内障疗效肯定，但也存在一些问题有待解决：

（1）中药治疗白内障的方药很多，如何提高疗效是现阶段存在的一个主要问题。

（2）多数临床研究缺乏现代科学、严谨的诊断和疗效标准，多局限于视力表的检查及提高。

（3）宜加强中药作用机制的研究。

（4）有条件者应在科研管理部门的指导下，按中药新药开发的步骤进行研究。

（5）加强中药剂型的研究。

（6）尝试中西结合治疗老年性白内障研究。

患白内障后，滴眼药水应该注意什么？

白内障患者年龄偏高，视力较差，动作不灵活，因此如果需要点眼药时常有困难，最好由家属或护理人员代点。老年人常常合并眼表慢性炎症或眼表干燥问题，长期滴用药物时可能会加重眼干或者引起眼睛刺痛发红等情况，需要注意。尽量避免连续长期混点多种药物。

点眼药水方法：首先是要清洁双手，患者取卧位或坐位头向上仰起，眼睛睁开向上看。用药前要认真阅读药瓶上的说明，用棉球清洁眼部周围防止脏物进入眼中。瓶口不应接触到眼睑及眼睛，手指也不应触摸瓶口，以免污染。点眼药时用食指和拇指将上下眼睑分开，将1~2滴药液点在结膜囊内，之后稍提一下上眼睑，让药液尽可能保留在结膜囊内。然后轻轻闭眼3分钟。用药时不要使眼药瓶口接触眼睑和睫毛，避免将眼药直接滴在黑眼仁上。点药之后最好按压鼻根部（泪囊区）皮肤2~3分钟，防止眼药通过泪小管和鼻管流失。每次滴眼后应盖好瓶盖。藏于冰箱冷藏室，避光。若是片剂或粉剂的包装，应先溶解于同一包装的药水中再使用。病眼有炎症时，应暂缓使用白内障药物至炎症消退。眼药水开瓶后在2~4周内使用，过久或发现有混浊物及异味时应抛弃。眼药水应与其他外用药水分开放置使用，以免混淆应用。点眼药水者，如有奇痒、疼痛、局部红肿等现象应停止用药，若症状明显应立即到医院就诊。

白内障越来越重了，不做手术有危险吗？

手术是治疗白内障的最好方法，这是无疑的，上面已经讲了白内障手术可根据不同的类型特点、视力和日常生活的影响程度因人而异，选择合适时机，可仍有人认为白内障熟了不做手术也无妨，不就是看不见吗？但是，这种观点是非常错误和危险的。因为，在白内障的发展过程中，有部分患者可能会因晶状体膨胀逐渐引起眼压增高，这种情况尤其容易出现在远视和眼球比较小的患者中。如果不及时治疗，会产生很多严重的并发症，如青光眼、葡萄膜炎等。在这种情况下手术的预后就会差很多。这些眼病多发生在白内障的中期和晚期，如膨胀期和过熟期，不仅能引起失明，有时可以引起眼内严重的炎症，致使眼球萎缩；有的患者可因为长期眼痛，无法忍受，最后不得已必须做眼球摘除。因此这里提醒大家，得了白内障暂时不手术的话，也应定期到医院就诊，仔细评估其发展和变化、对眼部其他结构的影响，如有进展和变化，白内障发展到一定程度必须及时手术治疗。

白内障患者手术前眼部要做哪些常规检查？

白内障手术是眼科比较精细的手术，为了保证手术效果，需要做充分的术前检查。白内障手术前检查分为两部分，即眼部检查和全身检查。

眼部检查一般包括视力、视功能、眼压和泪道、角膜曲率、A超和B超，光学生物测量，主要目的是发现和排除同时合并存在的其他眼病、选择的最佳的手术时机和方案。角膜曲率和眼轴测量是为了精确计算手术中要植入的人工晶体度数。全身检查一般包括血尿常规、肝肾功能、免疫抗体、血糖等化验，以及血压、心电图等内科检查，其目的是了解患者的全身状况，有无高血压、糖尿病、传染病及其病情程度，心功能情况，是否能耐受白内障手术。

白内障患者合并全身疾病能否手术？

白内障术前全身检查一般包括血尿常规、肝肾功能、血糖、免疫抗体等化验，以及血压、心电图等内科检查，其目的是了解患者的全身状况，有无高血压、糖尿病、急性传染病及其病情程度，评估是否能耐受白内障手术。必要时医生也会根据需要做内科检查来了解脑血管的状况。一般来说，老年患者比较常见的情况有以下几种：高血压患者需要通过药物将血压控制在160/90mmHg，糖尿病患者的糖化血红蛋白HbA1c控制在8%以下，或较稳定的一阶段空腹血糖在8.0μmol/L左右，可以胜任手术。如果在血糖控制不佳的情况下手术，术后容易加重炎症、眼底出血、水肿等近期或远期并发症。老年慢性支气管炎或哮喘患者可以选择气候较温和的季节，手术时医师也会酌情给予吸氧等处理。心脑血管阻塞性意外（如小脑梗等）一般建议内科治疗康复半年后再手术，如果面积较大或是出血性脑血管意外，需稳定一年后再考虑手术。心脏支架术后，需要休养半年以上。长期使用抗凝剂的患者，需根据药物的种类酌情评估。

白内障患者为什么术前要测眼压、做泪道冲洗？

所谓"眼压"即眼内压，是眼球内容物作用于眼球壁及内容物之间相互作用的压力。眼压的形成与房水循环密切相关。正常人的眼压值是 10~21mmHg，双眼压差值≤5mmHg。房水循环异常、炎症、全身疾病等多种因素都会引起病理性眼压，临床上分为两种：①眼压>21mmHg，称为高眼压症；②眼压<6mmHg，称为低眼压症。

白内障手术要求患者瞳孔充分散大，临床上使用扩瞳剂滴眼使瞳孔扩大，虹膜退向周围边缘，使其根部增厚，因而前房角间隙变窄，阻碍房水回流，使房水积聚而升高眼压，从而诱发青光眼急性发作，出现眼胀、头痛、恶心、雾视或虹视等青光眼发作期症状；救治若不及时，后果不堪设想，甚至导致失明。所以，扩瞳前必须要先进行裂隙灯下房角状态检查或测眼压，眼压偏高者需谨慎使用扩瞳剂，以防诱发青光眼急性发作，对于这类有闭角型青光眼倾向的特殊患者，医生在白内障术前会予以特别的关注和采取特别的措施。

泪道是泪腺产生泪液和排出的通道，其下端开口于鼻腔内的下鼻道处。这里可因慢性鼻炎、鼻窦炎、鼻甲肥大、鼻中隔偏曲和沙眼等疾病而发生堵塞，造成泪液不能顺利地通过，而滞留在泪囊里。泪液和混在泪液里的细菌长期滞留会引起泪囊的慢性炎症，这就是慢性泪囊炎，以老年人为多见，特别是老年妇女。

这种炎症的存在，泪囊里带有细菌的黏液或脓液会从泪小点处溢出来，刺激结膜并使之处于带菌状态。白内障手术需在眼球角膜缘处做或大或小的切口，此时眼球有着内外的交通，这交通虽然很微细，但这时细菌却能从此路径进入眼内。而眼内营养丰富正是细菌大肆繁殖的好地方，容易形成细菌性眼内炎，且这种眼内炎很难控制，即使控制，也会产生难以挽回的视力损害，甚至就此失明。

因此，白内障手术前一定要查清确实不存在慢性泪囊炎。查清的办法就是做泪道冲洗。如果泪道通畅，则不会有慢性泪囊炎，可以进行白内障手术。如果泪道不通，要反复检查确无脓液从泪小点流出，仅是单纯泪道阻塞，最好先行激光探通。确定没有感染性泪道疾病后，白内障也可手术。如果泪道不通而又有脓性分泌物流出，表明有慢性泪囊炎，则应先做泪囊摘除、泪囊鼻腔吻合术，治好了慢性泪囊炎以后才可做白内障摘除手术。不手术不能解决泪囊炎的问题。此点绝对不能疏忽。

白内障患者为什么术前要做眼部超声波检查？

超声诊断是利用声波传播产生的回声显像进行诊断，超声波在传播的过程中，遇到声学性质（密度、声速）不同的界面时就会发生反射，反射回来的声波称为回声或回波；回声接收后转变成电信号，经过放大、检波、修饰，以视频图像的形式显示出来，用于进行诊断和鉴别诊断，也称为回声诊断法。眼球和眼眶位置表浅，构造规则，声学界面清楚，声衰减较少，是最适合超声检查和诊断的器官。同其他医学影像方法比较，超声检查有简便、迅速、经济和无损伤等优点，因而越来越受到临床医生的重视。眼科常用的超声波检查包括A、B型。

A型超声波诊断即超声示波诊断，亦即幅度调制型超声。它是利用超声波的反射特性来获得人体组织内的有关信息，从而诊断疾病的。当超声波束在人体组织中传播遇到不同声阻抗的两层邻近介质界面时，在该界面上就产生反射回声，每遇到一个界面，产生一个回声，该回声在示波器的屏幕上以波的形式显示，界面两侧介质的声阻抗差越大，其回声的波幅越高；反之，界面两侧介质的声阻抗差越小，其回声的波幅越低。若超声波在没有界面的均匀介质中传播，即声阻抗差为零时则呈现无回声的平段。医生根据回声波幅的高低、多少、形状等对组织状态作为判断。临床上常用此法测量组织界面的距离、脏器的径线，探测肝、胆、脾、肾、子宫等脏器的大小和病变范围，也用于眼科疾病的探查。目前 A 型超声波诊断的许多项目已逐渐被 B 型超声波所取代。然而它对于眼轴的测量，简便易行、价廉，仍有不可忽视的实用价值。白内障患者术前利用 A 型超声波测量眼轴长度，再根据一定的公式推算要植入人工晶体的度数。

B 型超声波检查可以发现眼内及眼眶内的病变，且因不同组织有不同的声学特征，借声像对眼各种组织进行生物测量及在一定程度上辨别肿物的组织学性质。眼科利用 B 型超声波能直接显示病变的大小范围、形态、部位、性质以及与周围组织的关系的特点，对粗略判断成熟期白内障手术的预后有一定的意义。白内障成熟期的患者由于晶状体完全混浊，用检眼镜无法窥见眼内情况，要想知道有无视网膜脉络膜肿瘤、视网膜脱离、玻璃体混浊或出血等病变，就要用 B 型超声波检查以了解眼内情况。特别是伴有高度近视的白内障，更应注意有无视网膜脱离，超声波检查是必不可少的。现代白内障囊外摘除人工晶体植入术前，也需要借助 B 型超声结合 A 型超声来测定需要植入的人工晶体度数。经超声波检查还可以了解高度近视眼的眼轴长度，眼球形态的变化，以避免做球后麻醉时针头误伤眼球。B 型超声波检查费用比较低廉且无创伤，是为白内障患者排除眼内病变的首选方法。

白内障患者为什么术前要做视觉电生理检查？

眼部也存在着生物电，经历几十年的发展，视觉电生理已广泛用于眼科临床。眼电生理检查主要包括视网膜电流图、眼电流图及视网膜诱发电位等检查。

视觉电生理是一种客观检查方法，对婴幼儿、老年人视力低下者都是有效的检测手段。它能分别准确测定自视网膜直至视觉中枢病变的部位。应用不同的刺激条件，对视网膜病变还能局部定位，选用高强度刺激光，可克服包括白内障在内的影响因素，测定视功能，以帮助预测手术后视力恢复情况。

要评估白内障手术后视力恢复的可能性和程度时，必须对视网膜功能情况有所了解。只有当视网膜等的功能处于良好状态时，白内障手术后才会有良好的效果。严重的白内障遮挡了光线透入，使医生无法直接用检眼镜检查视网膜的情况。而B超只能测定眼球内各组织结构的状态，只有通过视觉电生理检查才能基本确定视网膜的功能状况。

老年性白内障可以造成视力下降，但视力下降不一定都是由于白内障造成。在晶状体混浊并没有严重影响到患眼视力，即患眼视力下降主要由其他眼病所引起时，如有视网膜循环障碍性疾病、糖尿病视网膜病变、视网膜炎症、视网膜脱离或老年性退行性病变等，在这种情况下，白内障手术不仅不会提高患眼视力，还有可能因并发症导致患眼视力进一步下降。因此，白内障如果已经非常严重，妨碍了医生观察眼底时，就必须通过特殊检查手段，对视网膜功能情况有所了解。只有当视网膜功能处于良好状态时，白内障手术才有意义，而视网膜电生理检查将起到这个作用。

白内障患者为什么术前要做角膜内皮镜检查？

完整的角膜分为上皮细胞层、前弹力层、基质层、后弹力层、内皮细胞层。角膜内皮层由一层六角形内皮细胞所形成，厚约5μm，宽约18~20μm，直接与房水接触，这层细胞的再生是受限制的，内皮可用角膜内皮显微镜观察或拍摄。内皮细胞的密度随年龄增大而减低，同样，因损伤、炎症、眼部手术而引起的细胞丢失，是通过增大细胞、减低细胞密度来代偿完成的。虽然部分细胞因年龄或疾病而增大，但是另一些细胞保持大小不变，这样均匀的内皮群落就会逐渐变得参差不齐。出生时内皮细胞密度约3000/mm^2，随年龄的增大，其密度逐渐下降，至成人阶段细胞密度降为1400~2500/mm^2，同时，其细胞构型亦失去规则的六角形布局。眼球手术、创伤、药物毒性、炎症、高眼压和其他各种病理性刺激均可以使角膜内皮细胞大量死亡。一旦角膜内皮细胞密度低于维持内皮细胞生理功能的临界密度（400~700/mm^2），角膜将出现不可逆的病理性改变。内皮细胞层不断地将基质层中的水分子排入前房，使基质处在脱水状态而保持透明，角膜内皮细胞的屏障和主动液泵功能对于角膜保持正常厚度和透明性是极其重要的，因此它的功能是否正常，关系到整个角膜能否透明。

自 1967 年 Kelman 首次报道超声乳化技术以来，经过眼科医师的不懈努力，其技术日趋完美，已成为白内障手术最常用的术式之一。该手术具有切口小、术后视力恢复快、散光小等优点。但随之引起的并发症也受到临床医师的重视，其中角膜水肿，角膜内皮失代偿就是术后并发症之一。角膜水肿的表现为内皮细胞减少，角膜厚度增加，透明度下降，有时合并条纹状角膜病变，即后弹力膜皱折。角膜失代偿为内皮受到严重损伤致功能严重失调，角膜上皮层及前弹力层之间形成大小不一的水泡，伴角膜基质水肿。其转归为视力障碍，最终形成大泡性角膜病变。

目前的技术条件和设备下，白内障术后在早期内，有时会因个体差异而发生程度不一的角膜水肿，一般在治疗后都可以消退而不至于影响最终视力康复。发生不能逆转的角膜内皮失代偿已经较少，术前已存在一些角膜内皮病变或者白内障硬度非常高的重度患者出现的概率会稍高些。

白内障术前合并存在角膜内皮病变的常见原因有：①Fuchs角膜内皮营养不良，其病理改变为后弹力层增厚，内皮细胞变薄，内皮细胞数量减少，对手术耐受极差，术后易出现角膜水肿；②青光眼持续性眼压升高，可导致角膜内皮细胞受损；③葡萄膜炎，急性虹膜睫状体炎可导致单核细胞进入内皮细胞从而损害内皮细胞，同时炎症渗出物沉积于内皮细胞表面引起内皮细胞变性坏死；④角膜外伤，如爆炸伤、钝挫伤，除了机械性损伤外，均对角膜内皮细胞有震荡伤。

白内障术中对角膜内皮细胞的损伤：①机械性损伤，可因手术器械接触角膜内皮引起，大切口手术的损伤也相对比较大一些；②热灼伤，尽管硅胶套保护，灌注液保护，超声乳化过程中高速振动还是会产生一定热量。有报道角膜切口处混浊明显，与器械反复进入前房以及乳化热灼切口周围组织有关；③超声波振荡伤，超声乳化主要使用超声波的振荡能量乳化白内障再通过管道吸出，如果白内障程度非常严重，手术中所需的时间和能量都会明显增加，手术对角膜内皮的影响就会比较大，因此对于想选择小切口的超声乳化手术的白内障患者，还是需要尽量选择在合适的时机，最好在白内障的硬度4级以下的时候进行手术；④化学毒性损伤，研究显示手术中使用的一些器械消毒剂、平衡盐溶液、药物等可能对角膜内皮有潜在的损伤影响。

白内障术后并发症引起的角膜内皮损伤：①眼内压急剧升高，术后眼内压急剧升高可造成角膜内皮细胞的严重损害。眼内压升高可引起房水循环障碍，房水中的营养物质和含氧量减少，内皮细胞的酶活性受到影响，细胞功能发生紊乱，其程度与眼内压值及持续时间呈线性关系，如眼内压达65~75mmHg，持续10小时，内皮细胞将出现明显的形态改变，表现为细胞内线粒体肿胀，空泡增多，细胞变性坏死脱落，从而使大量的房水进入角膜基质，引起角膜基质水肿，角膜增厚混浊；②手术后前房炎症反应。

手术加上术后角膜内皮细胞继续死亡，其"愈合储备"的临界值应 >1000个/mm^2，甚至1500个/mm^2。对于角膜内皮细胞已降低至临界值又没有囊膜支撑者，应采用巩膜缝线固定人工晶状体而不宜采用前房型人工晶体。如术前已存在角膜水肿，应联合穿透性角膜移植术。

综上，白内障术前必须行角膜内皮镜检查，评估角膜内皮功能，如果角膜内皮功能相对较差，要避免任由白内障发展到重度再行手术，尽量避免白内障超声乳化术后角膜水肿和内皮失代偿等并发症。

糖尿病患者做白内障手术控制血糖的标准是多少？

糖尿病是一种内分泌障碍性疾病，与眼的关系甚为密切，糖尿病患者易并发白内障，这是引起失明的主要原因之一。除了少数伴有严重并发症及血糖过高的患者以外，手术仍是治疗的主要方法，也就是说，一般情况下糖尿病患者是可以做白内障手术的。

施行手术前，原则应将血糖控制在正常范围为好，若血糖控制得不好，手术后往往容易发生前房积血、感染、创口愈合慢及术后眼内炎性反应明显等情况，但要使血糖完全正常常不易做到，盲目追求血糖达到"手术的标准"，拼命节食、用药，不仅达不到目的，反而容易发生低血糖，甚至造成低血糖昏迷。因此在纠正血糖时要防止低血糖，并且也不宜在短时期内使血糖下降很快。1型糖尿病患者血糖波动大，尤应注意不宜降糖过快。

从表5-1中，糖尿病患者术前血糖应控制在"好"的水平，不能高于"稍差"水平。

表5-1　建议白内障手术前血糖控制的水平

	好	稍差	差
空腹	<6.4mmol/L	7.8mmol/L	>7.8mmol/L
餐后2小时	<7.8mmol/L	≤11.1mmol/L	>11.1mmol/L
糖基化血红蛋白	<6%	≤8%	>8%

糖尿病患者白内障摘除后植入人工晶体已不再列为禁忌证，特别是术前没有或仅有轻微的视网膜病变的糖尿病患者，对手术的耐受及术后视力恢复情况与非糖尿病患者相似。一部分患者术后眼部发生非感染性炎性反应，是机体受应激因素影响而出现的个体反应，须及时发现，及时治疗，否则会影响视力恢复，甚至引起青光眼等并发症，所以糖尿病患者术后要特别加强随访检查。

一些糖尿病患者白内障手术后视力重建不理想，这常常是因为同时有糖尿病性视网膜病变的存在。糖尿病视网膜病变常与糖尿病肾病并存，作肾功能检查了解有无肾功能损害是手术前应注意的问题。白内障合并虹膜新生血管或重度非增生性糖尿病性视网膜病变者，需要仔细评估选择合适的治疗方案，必要时联合抗新生血管治疗或联合玻璃体手术、眼底激光等治疗。

高血压患者做白内障手术控制血压的标准是什么？

高血压者血压应稳定在150/90mmHg左右，且无严重心、肺、肾功能不佳。高血压患者宜选择医疗条件较好的综合性医院接受治疗以便在手术中能采取心电监护、吸氧等防范措施，以及对万一发生的意外进行及时积极救治。

白内障手术是眼科常见的显微手术，局部麻醉。手术时间短，对全身器官功能影响不大，一般控制稳定的高血压患者，都可以耐受白内障手术。但是由于患者对手术精神上的恐惧，麻醉及眼心反射等均可增加患者手术中的危险性。因此，对上述患者更需注意手术时机的选择，术前用药以及术中的安全措施等。

白内障患者手术前，自己应该做哪些准备工作？

老年人如果得了白内障，经医生检查认为白内障已到了需要做手术的程度，那就应当做好手术前的准备工作。白内障是复明手术，多数效果很好，但由于人与人之间的个体差异，有出现一些并发症的可能，所以作为患者家属要充分了解术中及术后的并发症及可能出现的异常情况，配合医生治疗。除了医生要做眼局部及全身检查以外，患者本身也应当做一些必要的准备工作。

（1）首先应消除心理上的紧张情绪。白内障摘除本来是眼科最常见的手术，但有的人听说在眼睛上做手术，就紧张得几天几夜睡不好觉，怕术后眼睛看不见。这主要是对眼科手术缺乏了解，产生了惧怕心理。其实现代白内障手术痛苦很少，手术时间也短，大多数人手术后也没有什么特殊感觉。为克服术前紧张心理，可阅读一些眼科科普书籍，了解眼科手术的一些基本知识；请做过白内障手术的患者，讲解手术时及术后的感觉，这样，有助于消除术前的紧张情绪和恐惧心理。

（2）食宿起居要规律，平时养成按时睡觉、起床及进食的好习惯，多吃些软食及易消化的食物，每日坚持吃水果，以补充必要的维生素，保持良好的精神状态。

（3）防止便秘，争取每日排便一次，防止大便干燥，必要时可口服1~2

匙复方蜂蜜或麻仁丸，以保证术前顺利排便。

（4）其他：戒烟、戒酒，有全身病的患者要在内科医生的指导下，将血压、血糖、心脑血管指标等调整到最佳状况；预防感冒；术眼点抗生素眼药水；手术的前一天要洗澡；睡前口服镇静剂（如苯巴比妥、安定片等）以保证良好的睡眠，更好地配合医生完成手术。

老年性白内障手术有年龄限制吗？

随着中国进入老龄化社会，由于生活水平的提高，越来越多的老年人需要做白内障手术。有的患者家属认为90岁以上老人做手术危险性大，不能做手术。其实不然，随着现代眼科显微手术技术的迅速发展，先进医疗器械的运用与手术方法不断更新，而且目前白内障手术多采用眼部点麻药（表面麻醉），痛苦很小，白内障手术所需的时间已大大缩短，效果显著提高。同时，手术对于人体所造成的创伤也已明显减小。因此，老年性白内障患者，只要全身情况允许，一般都能耐受此项手术，在年龄上已没有绝对性限制，即使100岁以上的老年人照样可以接受白内障手术治疗。

当然，对于高龄老人，由于各脏器功能的衰退，多种慢性疾病的存在，机体的反应能力降低，所以不能说手术完全不存在一定的危险性。高龄老人手术，全身和眼部随年龄增高会有其独特的特点和一些退行性改变，因此，术前更应由有经验的医师仔细地了解病情，做检查，设计手术方案，必要时需请有关科室共同协诊，以期达到手术成功的目的。

哪些全身疾病的老年患者不适合马上进行白内障手术？

老年性白内障患者由于大都年龄偏大，往往同时受各种老年性疾病困扰，如糖尿病、高血压、慢性支气管炎、心脏病、脑中风后遗症等，因此，在白内障手术前需要配合内科治疗。

老年白内障患者常常同时患有心脑血管疾病，他们能否承受白内障手术？这要根据所患疾病的类型、程度及心功能情况而决定。白内障手术是眼科常见的显微手术，局部麻醉，手术时间短，对全身器官功能影响不大，一般的心、脑血管疾病患者，如心功能尚好的冠心病，代偿良好的风心病，控制稳定的高血压病，康复期的脑血管意外等，都可以耐受白内障手术。但是由于患者对手术存在心理上的恐惧，麻醉及眼心反射等均可增加心、脑血管患者手术中的危险性。因此，对上述患者更需注意手术时机的选择，术前用药以及术中的安全措施等。

患者手术前要做好术前检查，不隐瞒病史，配合医生检查可能隐匿的疾患及心脏功能情况，让医生能对患者自身状况进行综合性分析。如无特殊必要急诊手术的，应当先请内科医生用药物治疗，积极改善心、脑功能状况及血压水平，将疾病控制在可能的最佳状态，选择病情相对稳定的时机再进行手术。

家属应充分了解患者的病情及手术情况，配合医生安慰患者，尽量解除患者各种不必要的顾虑。焦虑、恐惧、情绪紧张都可对手术带来不利影响。术前可适当应用镇静剂。

高血压患者血压应稳定在150/90mmHg左右，无严重心、肺、肾功能不佳。服用阿司匹林、华法林、双嘧达莫（潘生丁）、波立维等抗凝药物的老年人，需要在内科医生的指导下，术前酌情停止服用抗凝药物或者选用其他替代药物。

对于有较严重心、脑血管疾病或高血压病的患者，宜选择医疗条件较好的综合性医院接受治疗以便在手术中能采取心电监护、吸氧等防范措施，以及对万一发生的意外进行及时积极救治。

此外，了解手术室的配备情况，术者的技术水平，选择手术创伤小、时间短的先进术式，以便在对患者影响最小的情况下完成复明。

双眼白内障能否同时手术？

老年性白内障以双眼发病为主，且多数双眼白内障成熟时间相近。第一只眼手术后，一部分患者觉得手术效果出乎意料的好，迫切要求第二只眼手术。一部分老年患者身体状况差，伴有心血管疾病，有些由于家庭或陪护方面的原因，都希望能在近期内尽快完成两眼手术。眼科医生在顾及患者身体状况是否耐受的前提下，对术眼的预后更为关注。虽然目前手术技巧已有很大的进展，人工晶体材料一直在改进，术后的反应已大大减少，但是眼睛作为极其敏感的视觉器官，个体对于手术的反应还是有很大的差别。特别是局部的免疫反应，有时在手术早期尚不明显，反而会在术后稍迟几天后出现。极少数患者白内障摘除术后残留的晶体皮质蛋白可作为抗原而使机体自身致敏，引起晶体蛋白过敏性眼内炎。

（1）人工晶体的材料作为一种高分子有机化合物，有可能成为一种抗原，同时也作为一种异物的形式存在于眼内，由于机体免疫防御功能的存在，将会识别这些抗原物质，导致眼内的免疫反应。而这种反应往往是机体的免疫状态与多种因素共同作用的结果。人工晶体植入后所引起术眼的免疫反应主要包括有人工晶体植入后纤维蛋白渗出反应，葡萄膜炎，严重者可引起瞳孔膜闭，继发性青光眼。其次，一些过熟期白内障，渗出的晶状体抗原可能早已使机体致敏，如果手术时又有晶状体皮质残留，致敏淋巴细胞就会很快识别自身晶状体抗原，在术后早期就出现严重的眼内反应。这些反应多见于1~2周内，少数患者可能在3周左右出现。

其次，手术前医生会对需要植入眼内的人工晶状体度数进行测量，植入眼内后，最终度数的稳定存在一定的个体差异，度数的稳定也需要一定时间，通常在术后三周以后变化就很小了。做第二眼的手术，医生可以根据第一眼残留度数和患者日常生活的需求，对第二眼所需植入的人工晶体度数做一些调整，这样术后双眼的配合和生活质量能得到最佳的提高。

老年患者对两次手术的心理耐受力如何，是否能在短期内顺利地度过围手术期，也是眼科医生所要关注的。

（2）大部分老年患者对白内障手术都能很好地耐受。但是手术作为一种刺激，对于一部分老年人可以引起心理应激状态。如果第一只眼手术效果好，最强烈的生理需要和心理需要获得满足，在手术后的一段时间内患者会产生最大的快感，因此对第二只眼手术抱有很高的期望值。过高的期望值有时也会使部分患者对第二只眼手术的过程和效果出现心理偏差，即使手术顺利，也会感到手术麻醉效果不如第一次，视力恢复不如第一只眼。两眼间隔手术的最佳时间，国内外大多数学者建议在1个月左右，这样的间隔时间既可以观察第一眼的手术反应，也可以在第二眼手术后比较快的恢复双眼的立体视功能。也有学者认为双眼可以同时手术，提出同时手术节省费用，且术后视力并不比分次手术差，并发症也少。

目前眼科界不主张同时做双眼白内障手术，除非极其特殊情况下，一般是先做视力较差眼，待术后稳定，再根据情况决定另一眼何时手术。如果第一只眼术后恢复顺利、效果好，经手术医师仔细评估后最短间隔时间是一周，这样双眼在短期内手术，便于手术后继续观察治疗。

白内障手术方式有哪几种？

（1）白内障囊内摘除术　这种复明手术在20世纪80年代以前，曾是白内障摘除的最常用方式。手术方法相对简单，可通过用二氧化碳或氟利昂冷凝器，或手术镊子将白内障，包括囊膜一起镊出。术后不发生后发性白内障。此手术需要较大的手术切口，晶状体娩出后，对眼内组织，尤其是对玻璃体的影响较大，容易引起玻璃体脱出，瞳孔阻滞继发性青光眼、黄斑囊样水肿、视网膜脱离等。因手术时晶状体囊一并被摘除，故不能同时植入后房型人工晶体。现在已经很少采用。

（2）白内障囊外摘除术　是20世纪80~90年代白内障手术的常用方法，与囊内手术相比是极大的进步。手术需在手术显微镜下操作，切口较囊内摘出术小，将混浊的晶状体核排出，吸出皮质，但留下晶状体后囊。手术基本做法分为三个步骤：在角膜或巩膜做一个适当的切口，截开晶状体前囊，排出晶状体核心，并吸出晶状体的皮质。后囊膜被保留，可同时植入后房型人工晶体。但是囊外摘除术手术切口相对较大，目前白内障囊外摘出术主要用于极硬核、成熟期、过熟期白内障。

（3）白内障超声乳化术 从20世纪90年代，超声乳化仪诞生之后，白内障手术进入了划时代的微创阶段。经过20多年的迅速发展，科技进步，仪器设备更新，超声乳化已经成为最成熟可靠的白内障手术方式。手术使用超声乳化仪，通过3毫米以下大小的角膜或巩膜切口，应用超声波将晶状体核粉碎使其呈乳糜状，然后连同皮质一起吸出，术毕保留晶状体后囊膜，也可同时植入后房型人工晶体。其优点是切口小，组织损伤少，前房保持良好，手术时间短，视力恢复快，屈光状态稳定，角膜散光小。手术对医师的技术要求较高，手术的时间和安全性与术者的技巧和经验密切相关。缺点是当白内障比较严重时，超声能量释放相应增加，并发症的发生率相应增加，术后反应会加重，因此超声乳化最适合的是四级及以下的白内障。

（4）飞秒激光辅助下白内障手术 近年来，为了满足早中期白内障患者对手术后视觉质量的高要求，推出了飞秒激光辅助的白内障手术。主要利用飞秒激光设备，发射激光能量代替医师手工制作角膜切口，完成囊膜处理，应用激光能量把白内障的核做预分割，然后再采用传统的超声乳化针头对白内障进行吸除。优点是利用计算机辅助定位设计切口和囊膜，用激光完成切割非常精准，对术者的技术要求相对宽松。飞秒激光辅助超声乳化对于有意向植入散光矫正、老视矫正等高端人工晶状体的患者尤为适合。缺点是设备和手术费用非常昂贵，手术时间相对较长。对于重度和合并眼部其他问题的并发性白内障的安全性和有效性尚有待长期临床观察。

什么是白内障超声乳化手术？

超声乳化是利用强超声波作用使液体中的不溶固体（或其他液体）粉碎成微粒并与周围液体充分混合形成乳化液的技术。粉碎不溶固体（或液体）的物理机制一般认为是超声空化效应。超声空化效应是指在强超声波作用下，液体内会产生大量的气泡，小气泡将随着超声振动而逐渐生长和增大，然后又突然破灭和分裂，分裂后的气泡又连续生长和破灭。这些小气泡急速崩溃时在气泡内产生了空穴效应，形成了局部的高能，从而产生了超声的粉碎、乳化作用。

与传统白内障手术方式相比，超声乳化手术具有更好的手术效果，已成为目前国际上公认最先进、最可靠的白内障治疗方法。其特点如下：

（1）视力恢复更好，术后反应更轻；

（2）术后散光小，且更利于矫正或控制术后散光；

（3）手术时间短，切口小、疼痛轻，光损伤减少；

（4）手术创伤小，术后恢复快；术后用药剂量小，时间短。

（5）手术控制更好，安全性提高，并发症减少，术中易于维持深的前房，后囊损伤、皮质残余的概率下降，人工晶体植入更为安全、可靠。

（6）无须等待白内障成熟才能施行手术，避免了在漫长的等待过程的种种不便与痛苦，提高了生活质量。

超声乳化术目前在我国已广泛开展和普及20余年，已成为当今白内障手术治疗的主流方法。近年来，白内障超声乳化术在手术技巧、手术器械和超声乳化仪性能等各方面都得到了迅猛发展。尤其在超声乳化仪性能方面，主要是能量释放模式的改进。现代超声乳化仪，采用多种改良组合能量释放技术，改良的液流动力系统，计算机辅助的前房压力稳定系统，使得术者可以用极低的能量完成手术，大大提高手术效率和术中稳定性，能有效避免角膜灼伤。各种改良的超声乳化针头能适合手术医师的选择，能量应用更为集中，操作的恒定性更好，超乳效果提高，手术进程加快。

白内障手术哪种最好？

手术是治愈白内障的有效方法。

白内障现代显微囊外手术，是一种成熟而有效的白内障手术方法，手术时需要较大的手术切口，术后角膜散光较大，需2周以后才能达到较高的视力，但此手术方法已为国内相当数量的眼科医生熟练掌握，费用较低，不需特殊的机械，手术后复明效果良好，并发症发生率较低。

不论超声乳化白内障手术或现代白内障囊外摘除术，只要掌握适应证，熟练掌握手术操作方法都是很理想的白内障复明手术方法。

目前最主流成熟的手术方法——白内障超声乳化手术是在白内障现代囊外手术基础上发展而来。手术采用超声乳化机器，通过约3mm左右的角膜或巩膜切口粉碎吸出晶状体核与皮质，保留晶状体后囊膜以便能植入后房型人工晶状体。其显著优点是手术切口小，术后切口愈合快，角膜散光小，早期即可获得满意的视力，而且可在门诊手术，不需住院。学习掌握超声乳化手术对医生来说有一定学习曲线，术中术后的并发症随着手术医生的经验有着较大的差别。

近年来的飞秒激光辅助下超声乳化手术，让白内障手术更为精准。传统的白内障手术，主要依靠医生个人的经验和技术完成各步骤的处理。飞秒激光用机器设定好个人切割参数，就能在一个居中的位置进行囊膜切割、切口制作，同时能够进行激光分割核，减少术中能量使用。对医生的技术要求相对宽松，尤其适合需要进行散光矫正，以及需要进行老视矫正等特殊人工晶体植入的患者。但是目前手术需要激光和超声乳化两台设备，因此费用比较昂贵，手术时间也相对较长。对于瞳孔不能散大或不规则的患者、白内障过硬过熟的患者不适合。

目前国内的眼科医生是根据什么来选择手术方式的？

由于严重影响视力，而药物治疗又无法使混浊消退、视力提高，不论何种白内障，都要采取手术治疗。手术的目的是将混浊的晶状体摘除，使光线可以进入眼内，让患者可见到物体，把患者从黑暗中拯救出来，使其重见光明。

先天性白内障，由于影响了视觉的正常发育，易产生形觉剥夺性弱视，因此对于单、双眼完全性白内障或位于视轴中央混浊明显的白内障，应在出生后及早手术，最迟不超过6个月。双眼白内障者另一眼应在较短的间隔时间内完成手术。对双眼视力在0.3以上者，可酌情决定手术与否以及手术时机。目前手术方式可选择白内障超声乳化术、扁平部晶体切割术、膜性白内障切开术等。在是否植入人工晶体方面尚有一定争议。多数学者建议2~3岁后植入人工晶体较为合适。白内障手术后应及时积极治疗弱视。

老年性白内障，手术方法有白内障囊内摘除术、囊外摘除术、超声乳化白内障吸除术、激光乳化白内障吸除术以及人工晶体植入术。

白内障囊内摘除术：这是一种将混浊晶体完全摘除的手术。手术操作简单，优点是瞳孔区透明，不会发生后发白内障。缺点是切口大，玻璃体脱出发生率高，易造成玻璃体疝而引起青光眼、角膜内皮损伤、黄斑囊样水肿和视网膜脱离等并发症。目前这种手术方式已极少采用。

白内障囊外摘除术：这是一种将混浊的晶体核和皮质摘出而保留后囊膜的方式。手术需在显微镜下完成，手术技巧要求较高，优点是完整保留了后囊膜，减少了对眼内结构的干扰，防止了玻璃体脱出及其引起的并发症，同时为植入后房型人工晶体创造了条件，缺点是手术切口较大，术后角膜散光较大。部分患者并发后囊膜混浊，即后发障。

超声乳化白内障吸除术：这是一种应用超声能量将混浊晶体核乳化后同皮质一起吸除，保留后囊膜的手术方法。该手术可将白内障手术切口缩小到3mm甚至更小，若同时术中植入折叠式人工晶体，则具有组织损伤小，切口不用缝合，手术时间短，视力恢复快，角膜散光小等优点，目前已成为白内障手术的主要方式。但其缺点是对于晶体核硬度在Ⅳ~Ⅴ级以上的患者，所需的超声能量较大，超声时间较长，容易对角膜内皮造成一定的损伤。

飞秒激光辅助超声乳化白内障吸除术：利用飞秒激光设备，发射激光能量代替医师手工制作角膜切口，完成囊膜处理、应用激光能量把白内障的核做预分割，然后再采用超声乳化针头对白内障进行吸除。优点是利用计算机辅助定位设计切口和囊膜，用激光完成切割非常精准。飞秒激光辅助超声乳化对于有意向植入散光矫正、老视矫正等高端人工晶状体的患者尤为适合。缺点是设备和手术费用非常昂贵，对于重度和合并眼部其他问题的并发性白内障的安全性和有效性尚有待长期临床观察。

白内障手术一定要植入人工晶体吗？

人眼的晶状体具有调焦的功能，在正常眼睛，如果没有晶状体相当于要必须配戴+10D或+10D以上的厚重眼镜才能使物像重新聚焦到视网膜上。随着年龄增长，晶状体混浊称之为白内障。白内障通过手术去除之后，患者的眼内没有了晶体，就无法进行屈光和调节。因此就研制了人工晶体来代替摘除的晶体，手术中同时植入。人工晶体的度数可以根据患者的屈光度来计算而予以选择。如果白内障术后没有植入人工晶状体，那么就需要通过比较厚重的框架眼镜来矫正视力。

人工晶体按植入眼内的位置主要可分为前房型和后房型2种，按其制造材料可分为硬性和软性2种，均为高分子材料，具有良好的光学物理性能和组织相容性。目前，主流白内障手术方法超声乳化，一般都是植入折叠式（软性）人工晶体，可通过3mm及以下的手术切口植入眼内。人工晶体植入后可迅速恢复视力，具有物像放大倍率小，周边视野正常等优点，但是普通的单焦点人工晶体无调节能力，不能适应人眼可同时视远、视近的要求，手术以后如需阅读还要验配近用眼镜。目前也有多焦点、可调节的人工晶体可以为部分有需求的患者提供良好的远、近视力。是否适合植入多焦点的人工晶状体，医生会在术前结合患者的生活需求、眼部检查条件、测量度数等综合考虑，提出建议供患者选择。各种新型人工晶状体的研究和开发一直在持续之中，目的是使人工晶状体尽可能接近自然和生理，获得良好的术后视觉重建。

白内障手术的麻醉方法有哪几种？

白内障手术的局部麻醉通常分为注射性局麻和非注射性局麻，前者指的是常规的球后麻醉或球周麻醉以及筋膜下麻醉等，后者包括单纯用眼药水的表面麻醉、表麻联合前房内麻醉。后者是近年来白内障手术麻醉方式的重要进展，其引入和发展的一个重要前提是透明角膜小切口超声乳化白内障摘出和折叠型人工晶状体植入技术的发展和成熟。目前，国内外高水平的白内障超声乳化手术时间多在15分钟之内。表面麻醉等非注射性局麻药能满足手术要求、麻醉并发症远比球后、球周麻醉少而轻，故目前受到不少医生和患者的青睐。

白内障手术中，患者应注意哪些事项？

白内障手术是非常精细而富有技巧的手术。手术都在显微镜下进行，医生操作时需要患者很好地配合，否则手术操作有困难，有时还可造成严重后果，甚至失明，故在手术过程中患者应注意以下几点：

（1）手术前医生需做局部消毒铺巾，消毒药水有一定刺激性及异味；患者轻轻闭上眼睛，不要紧张。接着医生要在手术眼周围铺上消毒手术巾，确保手术区域无菌。铺巾后，有些患者会稍稍觉得闷，一般程度就像戴上了口罩，只要放松心情，多数片刻后就能适应。如确感不适，不要屏气或烦躁，可向医生提出，医生可给患者接上氧气管。

（2）白内障手术一般都在表面麻醉或局部麻醉下进行，如果需要在局部注射麻药，医生通常是在眼睛周围进行注射，进针时患者可能会感觉有些疼痛，但这种疼痛是可以忍受的，千万不要摇动头部或用力挤眼，以免引起眼部出血，影响手术操作与进行。

（3）在整个手术过程中，患者应自我调节，稳定情绪，均匀呼吸。非手术眼可轻轻闭上，想想使自己高兴的事。有任何不适，可告诉医生，千万别随便移动头部或身体及用手做动作，手术是在无菌下进行操作的，污染了消毒巾可能会造成感染。另外，手术时创口都是开放的，随便咳嗽使眼压增高，会有眼内组织脱出、出血的可能。采用表面麻醉的患者，手术开始后保持向前注视灯光方向即可。在手术过程中有时会觉得灯光模糊，有时会有片刻轻微的酸沉感，这些都是正常现象，一般都不会觉得疼痛。总之，白内障手术患者在手术中应保持情绪稳定，安静平躺在手术床上，有不适及时告诉医生以便医生与患者通力合作，相互配合，圆满完成手术。

白内障手术对患者的身体有何影响？

随着现代眼科显微手术技术的迅速发展，医疗器械与手术方法不断更新，而且目前白内障手术多采用眼部点麻药（表面麻醉），痛苦很小，白内障手术所需的时间已大大缩短，效果显著提高。同时，手术对于人体所造成的创伤也已明显减小。因此一般都能耐受此项手术。但是无论什么手术都会存在一定的风险和并发症，白内障手术也同样存在术中和术后并发症，这些并发症都会给患者身体造成影响。

白内障手术中的并发症有哪些，各有哪些危害？

（1）眼位控制不理想　透明角膜切口超声乳化一般都能在表面麻醉下得以顺利完成。但在某些情况下（如听力障碍、阿尔茨海默病等），患者无法配合注视灯光，或是某些特殊类型的白内障或合并眼底出血等情况下，术眼难以获得理想的红光反射，给整个手术操作过程中带来困难，造成潜在隐患。患者过于紧张，对光和痛觉敏感过强时，常会出现较强的Bell现象，导致眼位上移和侧移。头位和眼位无法调整到理想状态。老年人常见的颈椎疾病造成头位无法水平放置、小眼球、眼球深陷、眼眶骨过于突出等情况需使用缝线辅助固定眼球。这些情况下都需考虑使用球后麻醉。

（2）手术切口的并发症　白内障的手术切口作为进入眼前房的通路，是一个重要的手术步骤。它可以影响眼球的完整性和稳定性。传统的角膜缘、角膜缘后切口已大部分为隧道式切口所代替。不论是角膜缘、角膜缘后或角膜缘内切口，它们都有一个自闭式切口后唇，这种切口的优点是增加术中的安全性，减少术后的炎症和疼痛，提高术后的密闭性和减少术后的散光。手术切口常见的并发症有：

①隧道穿通：隧道上方的撕裂可引起术中切口的渗漏、前房稳定性差和术后切口的渗漏。如果撕裂靠近切口隧道边缘，那么手术仍可采用原切口进行，但操作时应注意观察切口和前房情况，术毕均应确保切口密闭稳定。

②后弹力膜脱离：后弹力膜脱离是白内障手术中的主要并发症，可引起术后角膜水肿及视力下降。为防止后弹力膜脱离，手术操作时必须小心，术中最好使用锐利的手术刀穿刺和制作切口。避免在通过切口注水、注射粘弹剂时损伤后弹力膜。遇到高度紧张眼球随意转动的患者，不宜采用表面麻醉，或可追加局部麻醉。

③热烧伤：大部分超声乳化头产生的能量以热能的方式散发出来，这些热能可通过钛合金超声乳化头进入眼内，可由灌注液来冷却。如果灌注液因故突然断流，则可在1~3秒内烧伤角膜及切口。最常见的原因是未充分乳化的晶状体物质（如硬晶状体核等超声粉碎不完全）阻塞超声乳化头，使流量和负压液体灌注不足，没有足够液流通过超声针头完成冷却，超声震荡能量积聚于伤口引起烧伤，在术中使用低流率和低负压时容易出现，但在目前的设备条件下发生率已经很低。

（3）前囊膜撕裂

①前囊膜放射状撕裂：前囊膜放射状撕裂会使裂孔撕至晶状体赤道部从而进一步撕至后囊膜，引起后囊膜破裂造成术中掉核或术后人工晶状体偏移。前囊膜撕裂最常见的原因为环形撕囊撕至虹膜后而失去控制。

②撕囊口过小：撕囊口小于4毫米时，在操作过程中极易发生误吸前囊膜引起囊口撕裂。囊袋内操作易推搡核和上方囊膜引起韧带离断的危险。远期容易引起囊袋收缩综合征。

③撕囊口过大或周边裂：撕囊口过大有可能影响到晶体悬韧带前束，增加术中出现韧带部分离断的可能。一旦发生V型裂口，继续行常规超声乳化将增加风险。单一裂口在操作过程中，受力集中时很容易扩大延伸到后囊，导致后囊完整性破坏、玻璃体脱出、晶体核下坠等系列并发症。

（4）超声乳化时的并发症

①水分离的并发症：水分离使核在囊袋内更容易转动，周边皮质更易被抽吸。此过程主要有两个并发症：一是水分离不充分，二是水分离过度。前者的结果是转核困难，如强行转核可能会造成晶状体悬韧带的断裂。而多数过度水化分离能使晶状体核脱出囊袋进入前房，这种情况可使乳化更

容易和更安全；但少数严重过度水化分离可使后囊膜破裂造成晶状体核进入玻璃体腔，这种情况多见于眼轴较长或后囊较脆弱的病例，如后囊膜下皮质混浊型。

②虹膜脱出或损伤：如果进入前房的切口太靠后常引起虹膜脱出；另一种虹膜脱出的不良预兆是眼内压升高，常伴有脉络膜渗出或积血。脱出的虹膜受到创伤或超声乳化头在手术时损伤虹膜，可引起术后瞳孔不规则并后粘连。

③术中虹膜松弛综合征

某些患者在术中可出现松弛的虹膜基质随着眼内灌注的液体波动起伏、进行性的瞳孔缩小和虹膜脱出，这三点特殊表现被称为术中虹膜松弛综合征（IFIS）。虹膜的异常状态是前房液体的涡流和缺乏开大肌对抗的瞳孔括约肌收缩联合作用的结果。这类患者发生后囊破裂和高眼压的风险都比较高。

④晶状体脱位：晶状体半脱位的手术方法取决于晶状体的稳定性、晶状体位置和晶状体核密度。如果残余的晶状体悬韧带足够支撑晶状体，则可行超声乳化。人工晶状体的植入主要取决于悬韧带的情况，如果悬韧带断裂范围小（不超过一个象限）可将人工晶状体植入囊袋内，并将人工晶状体襻放置于悬韧带离断位置；如果悬韧带断离范围相对较大，可依据下列原则选择：a.选择联合囊袋张力环植入，必要时行巩膜缝合或虹膜缝合固定；b.将人工晶状体一头植入囊袋内，另一头缝合固定于巩膜上；c.植入前房型人工晶状体。如果患者无合并前房角病变，如青光眼或葡萄膜炎，可采用前房型人工晶状体植入术。也可根据具体情况，行二期人工晶体植入。

（5）后囊破裂　后囊破裂是白内障手术中严重的并发症。适当的处理可减少对患者的损害。术中小瞳孔、剥脱综合征者较易在术中出现后囊破损。后囊破裂如果能够正确处理，避免对玻璃体的扰动，并仔细清除晶状体物质、前节玻璃体，确保人工晶体固定牢靠，仍能取得较好的视力预后。

①出核之前的后囊破裂：在核去除之前发生后囊破裂是比较严重的并发症，可能引起玻璃体被吸入超声探针、玻璃体水化。后囊膜破裂可直接

导致玻璃体脱出、核块堕入玻璃体腔、影响人工晶状体植入等问题。

②吸皮质时后囊破裂：玻璃体经后囊破口脱出后，可以嵌顿在囊袋内、前房内和切口外，这些都会造成对视网膜的牵引。这一并发症不仅增加了视网膜脱离的机会，同时也增加了以下这些情况：眼前段慢性炎症，黄斑水肿，角膜内皮失代偿，眼内炎，瞳孔上移和瞳孔夹持及人工晶状体边缘暴露后出现的眩光。

③人工晶状体植入：仔细检查囊袋及悬韧带的情况，选择合适的植入方式。大致有四种选择方式，囊袋内植入，睫状沟植入，缝合固定于后房、前房植入。

（6）晶状体脱入玻璃体腔　晶状体核落入玻璃体腔是白内障手术中最具潜在危险性的并发症。后囊膜破裂是引起核、核块、皮质堕入玻璃体腔中的直接原因。

（7）暴发性脉络膜上腔出血　好发于高血压、心动过速、肥胖、高度近视、抗凝药物服用者、青光眼、高龄、慢性眼内炎症患者。在相对小切口、密闭操作的超声乳化手术中，该类并发症的发生率大大降低，是一种较少见但十分严重的术中并发症，需紧急处理。通常伴疼痛和眼底红光反射消失。推测其发生是由于血管在眼内压改变时发生扩张破裂造成。如果手术时前房突然变浅，眼球变硬，有时可见黑色的脉络膜隆起，那么脉络膜上腔积血的可能性很大。

白内障手术后的并发症有哪些，各有哪些危害？

白内障术后可出现一些并发症，必须根据各个并发症的原因对症处理。

对于切口渗漏引起的浅前房多主张重新缝合切口；如果程度较轻，可通过加压包扎术眼，有时浅前房可以恢复。如果脉络膜脱离伴有切口渗漏时应重新缝合切口，形成前房；如果脉络膜脱离范围较大，脱离区后巩膜切开引流可加速眼压的恢复和脉络膜脱离复位；如脱离范围较小，无明显的切口渗漏，可加强抗炎，加压包扎数天后脱离多能逐渐消失。正常眼压或高眼压的浅前房通常是由于瞳孔阻滞，睫状体阻滞，或脉络膜上腔出血引起的。虹膜玻璃体粘连或虹膜囊膜粘连引起的术后葡萄膜炎会引起相应的晚期瞳孔阻滞。前房型人工晶体未行周边虹膜切除术也会引起早期或晚期的术后瞳孔阻滞。在瞳孔阻滞的早期可用强的散瞳剂、局部应用皮质类固醇减轻炎症或全身用高渗剂。然而，最根本的措施是重新沟通前后房的交通，如果早期的扩瞳未能加深前房和降低眼压，虹膜切开术可达到此目的，YAG激光进行周边虹膜切开则更为简便。房水的玻璃体腔积聚可能是睫状体阻滞性青光眼的原因，伴随扁平前房及高眼压，药物治疗和周边虹膜切除术无效。激光打破玻璃体界面可能会纠正房水的逆流。如果晶状体囊切开术无效，那么可以进行玻璃体切割术。

术后角膜水肿的发生主要原因有机械性损伤、手术时间过长、感染、高眼压，这些都可以造成伴随角膜增厚的急性内皮细胞失代偿。术中前房内残留的毒性物质也能够造成急性的内皮功能不良。因术中损伤造成的水肿通常在术后4~6周会完全消退。由于角膜内皮的损害是不可逆的，一旦发生了严重的持续性角膜水肿，角膜光学性恢复有赖于部分穿透性角膜移植术；对于不便行角膜移植的患者，局部可通过高渗剂、配软性接触镜或去除病变区的上皮细胞层后用结膜瓣遮盖来缓解症状。术中应避免器械和人工晶体接触角膜内皮，使用粘弹剂保护角膜内皮，避免长时间冲洗前房；术后尽快处理玻璃体及其他组织，减少其与角膜内皮的接触，均可在较大程度上减少术后持续性角膜水肿的发生。

少量前房积血一般数天内自然吸收，积血充满前房伴高眼压则应立即进行前房冲洗。玻璃体少量积血时多能吸收，大量时应进行后段玻璃体切割术。

上皮植入前房的治疗效果不好，预后较差，一经诊断，应立即切除病变区切口附近的深层巩膜，并冷冻受累区角膜后面的增生上皮组织，切除受累的虹膜，冷冻或切除受累的睫状体，为确保玻璃体不与角膜粘连还应进行前段玻璃体切除。

白内障术后一过性眼压增高比较常见，一般呈轻度且能自行恢复正常。

眼压明显持续升高需要及时处理，但一般不需长期的抗青光眼治疗。前房内残留透明质酸类的粘弹剂是术后高眼压的常见原因。术中可能会有粘弹剂留在后房或是人工晶体后。可以联合局部和/或全身应用降眼压的药物来降低眼压，保护视神经。也可以在术后早期通过轻压切口处放液来处理急性高眼压，操作时要注意消毒，预防感染。由于释放房水导致的眼压降低是瞬时效果，放液后的1~2小时内眼压仍可能升高。

术后的葡萄膜炎一般应用皮质类固醇、非甾体类抗炎药及散瞳剂等药物多能控制，但需要同时寻找病因，进行病因治疗。白内障术后一旦怀疑眼内炎，应立即抽吸房水及玻璃体进行细菌或真菌培养和药物敏感试验。用玻璃体切割器切除受累的玻璃体，并向玻璃体腔、静脉和球结膜下注射抗生素。

人工晶状体位置异常保守治疗无效时一般均采取手术复位，必要时将人工晶状体取出或更换人工晶状体。YAG激光囊膜切开术是治疗后囊膜混浊最简单有效的方法，如已植入人工晶体，激光切开时应避免损伤人工晶体；此外，也可用穿刺刀从睫状体平坦部进入眼内，将混浊及增厚的中央部后囊膜切开。对视网膜并发症，如黄斑囊样水肿，可应用吲哚美辛、皮质类固醇。

什么是人工晶体？

人工晶体（IOL）是一种植入眼内的人工透镜，取代天然晶状体的作用。第一枚人工晶体是由John Pike，John Holt和Hardold Ridley共同设计的，于1949年11月29日，Ridley医生在伦敦St.Thomas医院为患者植入了首枚人工晶体。

在第二次世界大战中，人们观察到某些受伤的飞行员眼中有玻璃碎片，却没有引起明显的、持续的炎症反应，于是想到玻璃或者一些高分子有机材料可以在眼内保持稳定，由此发明了人工晶体。

人工晶体的形态，通常是由一个圆形光学部和周边的支撑襻组成，光学部的直径一般在5.5~6mm左右，这是因为，在夜间或暗光下，人的瞳孔会放大，直径可以达到6mm左右，而过大的人工晶体在制造或者手术中都有一定的困难，因此主要生产厂商都使用5.5~6mm的光学部直径。支撑襻的作用是固定人工晶体，形态很多。

人工晶体有哪些作用？

人工晶体在人的眼内相当于一个+9D~+12D凸透镜，如果患者术前无屈光不正（即无近视、远视等）则白内障手术摘除了晶状体，术眼就处于高度远视状态，需要戴一个相等度数的凸透镜来矫正。这种"高度远视镜"患者戴起来不美观、不方便、视觉质量差，而且使患者的感觉不舒服，然而人工晶体可以做到：

（1）在解剖位置上取代正常人眼晶状体的功能。

（2）单眼白内障术后植入人工晶体解决了过去由于单眼白内障手术而另眼视力较好，而使术眼术后无法带矫正眼镜的问题，所以视力仍然无明显提高，同时可减少双眼视差带来的不适，如头晕、恶心、有时出现复视。

（3）人工晶体没有无晶状体眼所造成的视物变形、环形暗点、视野缩小等缺点。

（4）避免了摘戴眼镜的麻烦，并且容貌自然、美观。

人工晶体需要更换吗？

随着眼科显微技术的进步，白内障手术方式也越来越多，最主要的有：白内障囊内摘除术、白内障囊外摘除术、白内障超声乳化吸除术、飞秒辅助白内障乳化吸除术等。一般来说，均可在白内障手术同时植入人工晶体。人工晶体按植入眼内的位置主要可分为前房型和后房型2种，按其制造材料可分为硬性和软性2种，均为高分子聚合物，具有良好的光学物理性能和组织相容性。一般来说是不需要取出更换的。有部分外伤或是合并晶体脱位或退行性病变的患者，术后远期可能发生人工晶体移位或脱位，这种情况下，可能需要进行晶体调位或取出。

部分特殊患者如：①小角膜、小眼球；②虹膜红变；③眼先天异常；④视网膜中央血管闭塞；⑤眼内肿瘤等；可能不适合植入人工晶状体，或需要谨慎评估。对于无增生性糖尿病性视网膜病变或仅有轻度非增生性糖尿病性视网膜病变的患者，只要血糖控制得好，可例行白内障摘除，不影响人工晶体植入和长期安全性。一眼发生视网膜脱离，对侧眼也发生视网膜脱离者，约占25%。超高度近视的患者，在摘除白内障之后，即使不植入人工晶体，残留的度数一般也不高，但随着人工晶体植入技术的提高，研究显示，植入人工晶体后，有利于降低高度近视视网膜裂孔和视网膜脱离的发生率。因此高度近视患者只要术眼条件允许，植入人工晶体仍是有利的。上述这些合并眼底疾病患者，如果将来因合并眼内病变的发展需要激光或进行玻璃体切割等其他手术，医生也会尽量保留原来的人工晶体。

如果不植入人工晶体，还有哪些办法矫正白内障手术后的屈光度数？

我们已知道白内障手术摘除后等于摘除了一高度数的凸透镜，有些特殊情况下，如果无法植入或不适合植入晶体，矫正视力就要通过另加一个高度数凸镜。目前临床上常用的有三种方法：

（1）配戴框架眼镜　这是最简单的方法，但存在许多困扰的光学缺点。譬如：影像放大，放大的程度约是原来的20%~30%，视野变小，周边视野缺损，只能看清楚影像的中心，而周围模糊，物像变形等。加上眼镜片度数高，重量较重。患者戴此种白内障眼镜需要一阶段适应期，这种眼镜也不适合只接受一眼白内障手术的患者，它会造成复视、头晕、昏眩等现象。

（2）配戴角膜接触镜（隐形眼镜）　配戴隐形眼镜的结果优于普通框架眼镜。它能有好的周边视力，虽然影像放大约7%左右，但患者不易察觉。

它能适合单眼白内障患者。但配戴隐形眼镜，必须掌握正确的方法，每日需清洗以防止因镜片污垢而造成角膜及结膜感染，而且经常戴上取出较为麻烦。若有干眼症，或双手动作不灵巧的患者不适合配戴。老年性白内障患者多为年岁高者，所以不宜接受。

（3）准分子激光　如果残留的度数不高，或者有些已植入人工晶体的患者对术后残留的度数或散光仍觉不满意，希望进一步提高裸眼视力，可以通过准分子激光进行补矫。缺点是对角膜厚度和透明健康度有一定要求，术后早期可能存在干眼，年龄较高的患者需谨慎评估。

飞秒激光辅助白内障手术有何优点和缺点？

随着手术设备和人工晶状体的不断更新和发展，白内障手术已经从单纯的复明手术转化为提高视觉质量的屈光性视觉重建手术。飞秒激光可辅助白内障手术中的关键步骤并优化术后屈光效果，能从四个方面显著提升白内障手术的品质：

（1）飞秒激光显像设备辅助下构建的前囊膜开口精确完整及光滑对称，可纠正传统撕囊不可避免的大小不一、居中性不稳定等情况，从而减少了人工晶状体偏中心或倾斜的可能性，理论上术后屈光状态更加稳定，减少光晕、球差和彗差，使植入高端人工晶状体可预测性更强。

（2）与传统超声波碎核相比，激光碎核可辅助进一步减少机械操作及超声乳化能量，从而降低角膜内皮损伤、角膜水肿，使手术整体安全性提高，术后视力恢复更快。

（3）飞秒激光制作的个体化多层角膜自闭切口弥补了人工切口潜在的不稳定性，减少后弹力层脱离、切口渗漏、低眼压、虹膜脱垂、眼内感染等切口相关并发症，降低手术性散光的个体差异。

（4）可以辅助设计制作角膜缘松解切口，联合对手术散光的控制进行组合设计。飞秒激光是锦上添花的技术，适用人群基本符合传统白内障手术的标准，特别是对于术后视觉期望值较高、联合高端人工晶状体植入。

但是因飞秒激光设备对眼部衔接、组织透明性、术眼固视和患者配合度等有较高的要求，故对以下病例应视为绝对或相对禁忌：致密角膜白斑、营养不良、角膜瘢痕及严重老年环；睑裂狭小、眼球震颤、术中不能固视，瞳孔小于6mm、虹膜粘连等。青光眼、视网膜缺血性疾病及视神经疾病等为相对禁忌证。

人工晶状体有哪些进展？

人工晶体植入技术的成熟，以及与白内障手术的完美结合，使得人工晶体性能越来越向接近理想的自然晶状体方向发展。以单纯解决"目标视力"（远视力或近视力）为目的的人工晶体植入，已经不能满足人们对高质量视力的要求，迫切希望有适合各种特殊要求的人工晶体问世。

（1）有晶状体眼人工晶体 其主要有3种，前房型人工晶体、虹膜固定型人工晶体和后房型人工晶体，用于眼内屈光手术。

（2）专为小切口白内障手术设计的人工晶体 目前有亲水性的丙烯酸材料的人工晶体，可通过2.0mm以下切口植入。

（3）非球面人工晶状体 现代白内障手术如白内障超声乳化摘除联合人工晶状体植入术，不管是手术技术还是人工晶状体的材料及设计，都已经十分先进，其疗效也得到广泛认可。植入传统球面人工晶状体虽然可以提高视力，但是也会因为人工晶状体的球差，在视力改善的同时，产生一些视觉症状，比如眩光、暗视力差，客观检查视力好而主观视物模糊等问题。

波前像差检测技术研究发现，年轻人晶状体具有负球差，可以补偿角膜所引起的正像差，随着年龄增加，晶状体本身的球差明显增加，其像差补偿作用明显下降，导致成像质量下降。而目前常用的人工晶状体为等凸双球面的表面设计，因此都存在正球差。在角膜本身正球差的基础上，植入该种人工晶状体，更增加了人眼的总球差。因此非球面人工晶状体在光学性能上更接近人类自然的晶状体，临床应用也证明其能够使患者获得更好的功能性视力。目前也有不同设计的非球面人工晶状体，临床上可以根据患者术前检查的角膜像差，选择植入。在提高术后视力的同时，获得最佳的视觉质量。

（4）多焦点人工晶状体　近年也有一些具有特殊功能的人工晶状体应用于临床。如传统的单焦点人工晶体术后看远清晰的情况下，看近需要通过戴阅读眼镜来辅助，而各类多焦点人工晶状体因其可提供双焦点，因此患者术后可以在大多数情况下不佩戴眼镜而既能看远，又具有较好的近视力。但是，随着使用患者数量增多，多焦点晶体也逐渐浮现出其缺点，如患者瞳孔灵敏度较差时，时常无法提供优质的近视力，从事近距离精细工作的患者，术后满意度较差，而术后眩光也通常是比较常见的。因此，对多焦点人工晶体植入适应证的把握尚需更加严格。

（5）散光矫正型人工晶状体　Toric散光晶体将散光矫正与人工晶状体的球镜度数相结合，为矫治合并角膜散光白内障者提供了一次手术解决两个问题的有效方式，并能保持良好的稳定性。但是Toric晶体的植入同样需要注意诸多问题，如应准确测量患者术前角膜散光的形态，注意角膜后表面散光的情况，并关注手术源性散光及人工晶体囊袋内稳定性的影响，尽量做到个性化植入。

（6）可调节人工晶状体　这类晶状体也是单焦点人工晶状体的一种，主要依赖于特殊襻的设计，其独特的可伸缩襻使植入囊袋内的人工晶状体在理论上能随着睫状肌的收缩而使光学部前后移动而产生调节力。使得术后具有一定调节力，看远的同时，具有一定看近的能力。研究结果显示，可调节人工晶体传递悬韧带和睫状肌的力量，并借助玻璃体的运动使人工晶状体向前向后做移动，获得清晰的远中近距视力。理论上当睫状肌在调节过程中收缩时，所有的力将被最大化利用。但该类人工晶状体术后调节力有限，随时间推移有下降趋势，不足以满足人们日常生活的需要，尤其是后囊膜混浊加重现象比普通人工晶状体明显。植入可调节人工晶状体对患者眼部要求和手术技巧要求都较高，价格昂贵，临床广泛应用还需要时间，目前还缺乏大样本、长时间的临床观察。

人工晶体要不要清洗，多久要换一次？

人工晶体植入术已有40多年的历史，由于人工晶体材料有着良好的人体生物相容性，放入眼内不产生或仅初期产生轻微的炎症反应，早已被证明是安全的。做过手术后，人工晶体放入眼睛内，如果没有产生脱位或造成并发症，可以永久置放，既不必换新，也不必清洗。

但是，当人工晶体植入后出现一些情况，经慎重考虑后则要取出人工晶体。①人工晶体制造或消毒不当引起眼内感染。②人工晶体大小不合适引起眼痛。虹膜角膜组织损害和角膜内皮明显损害。③慢性葡萄膜炎久治不愈。④人工晶体眼有不能控制的角膜大泡性病变，难以控制的青光眼和浅前房，广泛前粘连伴有眼压升高。⑤任何难以解释及控制的黄斑囊样水肿。⑥葡萄膜炎—青光眼—出血综合征。

需要更换人工晶体是由于：①人工晶体屈光度与实际需要极不符合，患者有不适主诉且无法用戴框架眼镜和角膜接触镜来解决视力矫正。②人工晶体发生半脱位或全脱位引起眼内组织损伤。③人工晶体表面有大量色素斑点覆盖；局部使用激光治疗未能消除而视力受到较大影响。④做眼后部手术时受到人工晶体的妨碍，则取出已植入的人工晶体，在手术完成后，可更换另一人工晶体植入。

人工晶体取出后是否换一个新的人工晶体取决于其临床疾病是否可以改善。无论是人工晶体取出还是更换，都要慎重。因为取出和更换人工晶体的技术有一定难度，该手术的危险性应多加考虑，眼科医生会合理地估计已有的临床并发症，包括取出人工晶体过程所致的眼外伤和二次植入人工晶体是否会引起过多的组织损伤及进一步的眼部状况恶化。同时，还要结合医生的能力、手术技巧和适当的设备等来考虑。

人工晶体植入术后有哪些并发症？

人工晶体植入是相当安全的，与人工晶体相关的并发症发生率不高。

比较常见的有以下几种情况：

（1）植入人工晶体度数出现误差 术前轴长和角膜曲率测量上的误差是导致术中人工晶体植入度数计算差错的基本原因。也有部分患者眼部条件比较特殊，比如角膜移植术后，角膜屈光手术（近视激光或切开）后，玻璃体切割注油后以及各类超高度近视，尤其是伴有后巩膜葡萄肿。术后经视力或屈光检查发现患者术后的实际屈光状态和术前预定的目标屈光存在较大的差异时，需要采取一定的补充矫正措施。据不同情况，可以分别采取配镜，置换度数合适的人工晶体，再植入第二个差值人工晶体或者追加其他合适的角膜屈光手术。

（2）人工晶体夹持 虹膜和相应后囊膜区的粘连可造成瞳孔夹持，人工晶体部分光学边缘的暴露和前倾。瞳孔夹持通常不伴有明显的症状。但个别病例可出现眩光、畏光、慢性葡萄膜炎和单眼复视等。如果症状明显，可考虑分离粘连，重新调整人工晶体的位置。

（3）人工晶体产生的眩光和混浊 在瞳孔较大的患者眼中植入直角边缘设计的球面人工晶体、高屈光指数材料的晶体或多焦晶状体时，较易产生光晕和眩光。个别亲水性丙烯酸晶状体植入后可出现结晶样颗粒或钙样沉着物。

少见的与人工晶体相关的并发症有：

（1）瞳孔阻滞 人工晶体植入术后如果虹膜渗出或与人工晶体发生粘连，同时未进行虹膜周边切除或切除口不通畅时，可发生瞳孔阻滞，此时，房水不能到达前房而积聚于后房内，引起眼压升高、浅前房。

（2）持续角膜水肿（大泡性角膜病变） 这是人工晶体术后严重并发症，其原因可为：①术前已存在角膜内皮病变或已作过眼内手术，有明显的角膜内皮细胞损害；②手术中过度损伤，包括机械性损伤和较长时间、较大量前房冲洗液的使用；③玻璃体、人工晶体与角膜接触、粘连或嵌顿于切口；④角膜与眼内组织粘连；⑤上皮植入和纤维内生；⑥后弹力层撕脱；⑦青光眼；⑧葡萄膜炎；⑨化学性损伤。

（3）前房和玻璃体积血 人工晶体植入术后的前房积血多发生于术后

3~7天，积血大多数来源于切口被损伤的血管和虹膜血管，来源于睫状体血管者较少见。此种术后切口的出血多由于原来已收缩的血管重新张开或切口轻度移位导致脆弱的血管断裂。玻璃体积血常因糖尿病、视网膜裂孔或低眼压所致。玻璃体积血也可来源于睫状体或虹膜周边切除口。少量玻璃体积血沉于眼内下部，并不影响视力，因而很少引起注意，大量玻璃体积血可影响术后视力并可引起血影细胞性青光眼。

（4）葡萄膜炎　人工晶体植入术后严重的葡萄膜炎多伴随着一些术后并发症，如眼内出血、玻璃体脱出、晶状体皮质残留、上皮植入和视网膜脱离等。术后葡萄膜炎也可能由于严重的手术创伤、伤口有组织嵌顿、某些全身性疾病、交感性眼炎等原因引起。如果植入质量较差的人工晶体，而且人工晶体又经常与虹膜接触，可引起后房型人工晶体极少见的UGH综合征，即葡萄膜炎合并前房积血和继发性青光眼。

（5）人工晶体脱位　①"日落"综合征，指因下方悬韧带断裂或广泛的后囊膜破裂而使后房型人工晶体脱位进入玻璃腔，在上方瞳孔区可见人工晶体光学面的赤道部。②"日出"综合征，指人工晶体向上移位，其较大部分位于上方虹膜后，光学面的下缘可在瞳孔区见到。这主要是由于人工晶体上襻不在囊袋内，而支撑人工晶体下襻的囊袋发生粘连收缩所致。③"挡风玻璃刮水器"综合征，指植入睫状沟的人工晶体太短，不能良好地在其内固定，人工晶状体像钟摆样摆动。

是否双眼必须植入同一种人工晶体？

首先，如果植入的是不同厂商生产的人工晶体，请不必担心。目前能进入市场的人工晶体必须通过国家质检认证，质量都要达到标准要求。国产的人工晶体工艺和质量已不比进口人工晶体差了。

其次，如果植入的都是单焦点人工晶体，也没有什么区别。

再则，如果双眼植入的是可调节或多焦点人工晶体，最好双眼都使用同种的人工晶体。

白内障手术后多久进行复查？

首先，手术后第2天肯定要进行换药和首次术后检查。然后是在一周内第2次检查。接下来，如果有条件配合的话，可以间隔1个月、2个月各复查一次。

一般认为白内障手术后完全恢复需要3个月以上，所以到手术后3个月时，再接受一次全面检查是必要的。随后，如无异常，可不必专门复查了。

如果手术当中，或手术后出现并发症，复查的时间间隔就要缩短，必须听从医生的具体安排。

如果植入了人工晶体，是否就不必再配眼镜了？

必须指出，目前植入人工晶体的度数是依靠手术前通过角膜曲率计、超声波或光学测量后，通过公式计算得到的。在测量过程中，存在很多的变数，可能导致测量结果与预期值之间的差异。譬如A型超声波测量得到的视轴长，如果相差1mm，最后的结果就可能差3D（相当于眼镜度数的300度）。譬如采用的测量公式，有些公式并不适合高度近视眼。错误的选择可能会带来5~6D的差异。患者在检查时很好地配合检查者也是很重要的。

即使测量完全准确，公式选择正确，得到的结果也是理论值，与实际预期值还可能有一定的误差。

另外，每个患者对手术后效果的要求也不一样。有些患者要求手术后看远清楚，也就是需要手术后的屈光状态接近正视。有些希望看近清楚，也就是需要手术后带些轻微近视。这就给手术前人工晶体计算和选择带来了更多的问题，出现误差的可能性就更大了。

所以，植入人工晶体后，与手术前的预期值相差1D以内是很常见的。依赖新一代优秀的检测仪器设备和手术经验，目前的眼科医生正在向0.25D以内的误差进军。

所以，即使植入了人工晶体，在手术后3个月左右，患者眼内恢复基本稳定时，为了达到手术后视力恢复理想，可以考虑验光配眼镜，以进一步提高视力。当然，是否最终佩戴还要取决于患者个人的经济能力、对目前视力的认可程度、双眼是否协调以及对戴镜的适应程度等。

如果在手术后3个月内配戴过渡性的眼镜，并不对视力恢复造成影响。只是从经济成本来说，可能不太合算。

为什么手术前能看书，白内障手术后反而看不清了？

正如前文所叙述的，发生白内障后，患眼会出现近视，所以看近处的物体，譬如看书看报时，是能看清的。但是，主要由于经济条件原因，目前国内的白内障手术大多采用单焦点人工晶体，它是没有调节性的，也就是说不能同时看远或看近。如果手术后看远清晰，看近就必然不清晰了。

但是不必紧张，只要通过验光来配一副近视镜就可以解决看近问题，就像年纪大了要配老花镜一样。

建议手术前，您仔细和医生沟通，让医生明确您对手术后视力的要求，相信医生会选择最符合您要求的人工晶体的。

为什么有些人手术后一直流眼泪，而有些人手术后觉得眼睛很干？

首先谈流眼泪问题。白内障手术前，常规需要完成的检查包括泪道检查，如果存在泪道阻塞的话，白内障手术前就要进行处理。所以，手术后的流泪一般不会是由泪道阻塞引起。常见的是由于眼表对于各种刺激因素引起的反射性流泪，可以请医生检查后酌情对症处理。

再谈眼干问题。目前研究发现，白内障手术后出现干眼症的现象并不少见。可能与白内障手术破坏部分泪膜有关，也可能与手术后用眼不当、感染等有关。干眼症并不威胁视力，只是不舒适。一般随着手术后眼睛的恢复，症状会逐渐减轻。严重的干眼症可以用一些眼泪的替代品，或是通过简单的治疗来解决。

为什么有些人手术后眼睛里总有异物感？

手术后的异物感主要与手术切口的愈合有关。刚做完手术，切口处肯定不会像原来一样光滑，所以在手术后眨眼的时候，眼睛会感觉有东西"硌"着了。这种感觉随个人的耐受性不同而有差异，有的人感觉明显且持续时间较长，而有些则没有明显感觉。但随着切口处疤痕的愈合，逐渐恢复平整，这种感觉将逐渐消失。

有些医生在手术前，习惯将眼睫毛剪短，以减少手术后感染的可能性。手术后睫毛的生长有一定的过程，在这期间，患者也会感到有异物感。如果实在难以耐受者，可以采取不定期牵拉眼睑，或是用眼膏涂眼的方法，来减少短睫毛对眼球的刺激。

为什么有些人白内障手术后会感到眼前有黑影飘？

大多数情况下，眼前看到的飘动黑影是玻璃体内的混浊物。随着年龄的增长，原本果冻样透明的玻璃体，逐渐发生浓缩、液化等改变，纤维网格结构破坏，出现了团块状、飘带样等漂浮物，在视线范围内就表现为飘动的黑影。

白内障手术如果正常完成，没发生意外的话，是不会引起这些混浊物增加的。之所以感觉影飘动增加，是因为手术前混浊的晶状体遮挡了视线，感觉不到这些黑影，手术后视物清晰了，感觉到这些黑影的缘故。

这种情况在高度近视人群中比较多见。

如果自觉黑影很明显，可求助医生，医生会扩大瞳孔详细检查眼底，仔细观察有无任何视网膜病变。如果自觉有固定不动的黑影，或者黑影量急剧增加，或者黑影颜色发红，请立即到医生处求诊，因为这是视网膜脱离或玻璃体新鲜出血发生的征兆。

对单纯的玻璃体混浊，目前没有特效的治疗方法。随着恢复期的增加，患者将逐渐适应这种黑影。

影响白内障手术后视力恢复的因素有哪些？

白内障是一种常见的眼病，通过手术能够使大多数患者复明，能使术后矫正视力明显提高，很多都能达到0.8以上，不过，也有少部分患者术后仍然视物不清，这是怎么回事呢？根据现在的临床研究，主要有以下几个原因：

（1）手术眼本身的情况　我们常把眼球比作照相机，晶状体就像镜头，视网膜就如胶片，白内障手术只是更换了一个镜头，如果其他的镜头或者胶片不好，也不会拍出清晰的图像。比如角膜中央区的白斑、术后角膜的水肿，影响了光线进入眼内，当然也不会产生清晰的视觉；再比如有眼底视网膜的病变，尤其是黄斑部的疾病（如黄斑出血、黄斑变性等），对手术后视力就会产生很大的影响。

（2）后发性白内障的形成　有许多白内障患者在手术后视力恢复得很好，但是过了几天、几个月或者几年，视力又逐渐下降了，这就是由于后发性白内障的形成所造成的。在白内障手术中，医生为了不破坏眼睛的正常生理结构以及很好地植入人工晶体，就会保留原来晶状体的后囊膜。然而，由于白内障手术中晶状体皮质或晶状体上皮细胞吸除不干净以及手术本身的刺激都会促进晶状体上皮细胞的增殖、分化，并移行到后囊膜表面形成混浊物，从而使白内障术后视力再次下降。不过，如果出现了这种情况也不用着急，处理很简单，医生只要用激光在后囊膜的中央打开一个切口就可以了，通常只需要在门诊行晶体后囊膜YAG激光治疗，几分钟就能治好，也没有痛苦。

（3）角膜的散光　白内障手术后由于切口的影响，角膜的弯曲度会发生一定的改变，如此就会造成角膜的散光，也会影响术后视力的提高。一般来说手术后3个月，等切口愈合，角膜散光稳定了，这时配戴矫正眼镜就可以提高视力了。

（4）人工晶体自身的影响　正常的晶状体具有调节功能，使人既可以看清远处目标，也可以看清近处的物体，而人工晶体的度数是固定的，它只能使人在一定的距离内看得最清楚，要么看远清楚，要么看近清楚。而为了让患者具有较好的近距离的阅读能力，医生常常会植入比测量的度数高一些的人工晶体，因此就影响了患者看远的视力。但如果患者想要恢复看远的视力，可以通过验光配镜获得。

（5）人工晶体度数的测定误差　在白内障手术前需要测量手术眼的角膜曲率、眼轴的长度，然后再用这些结果计算出人工晶体的度数。这些检查需要使用角膜曲率计及A型超声仪，在测定的过程中超声头如果压陷了角膜就会使所测眼轴的长度偏小，造成晶状体度数计算的不准确，从而影响术后视力。甚至有一些眼晶状体的度数很难测量，如硅油眼或者高度近视眼，A超测不出或测不准眼轴，因此也就计算不出晶状体的度数，这时医生通常会根据患者既往的视力情况及对侧眼的屈光状态而估算人工晶体度数，因而会产生一定的偏差，随着科学技术的发展，目前还可以通过IOL Master和光学测量仪的方法进行人工晶状体度数的测量，可进一步减少误差。

（6）其他的一些手术并发症　白内障手术，尤其是超声乳化手术是一项比较复杂的显微手术，因此，难免会出现一些手术的并发症，如眼内出血、眼压升高、眼内炎、葡萄膜炎、黄斑囊样水肿等，从而也会影响手术后视力的恢复。但是由于仪器设备的不断完善、医生手术技术的成熟，这些并发症现在已很少出现。即使出现，只要采用相应的药物治疗，多数患者视力是能够恢复的。

所以，如果白内障患者手术后视力没有提高或者提高不多，先不要着急，正确的做法是及时到医院检查，请医生找出视力下降的原因，并积极采取相应的治疗措施。

白内障手术后怕光怎么办?

许多白内障手术后的患者会出现或轻或重的怕光不适,这个症状有的持续数天或数月,甚至少数患者会持续存在,令人难以接受。这是为什么?如果出现了这种情况,医生与患者应该怎么办呢?首先,我们应该找出怕光的原因,然后针对病因做出正确的处理。下面就引起怕光的原因与对应的治疗做进一步的阐述:

(1)眼睛的适应过程 许多老年性白内障患者手术前长期生活在"黑暗"的环境里,手术后不仅视力明显提高了,而且患者会觉得看东西更亮了,这样有些患者就会觉得不适应而怕光。当然这些患者多数在短时间内都能够适应,因此不需要特别的处理。如果适应困难,也可以配戴有色的眼镜作为过渡,逐步适应。

(2)角膜水肿 白内障手术中由于超声乳化头进出角膜切口以及乳化头产生的热损伤会造成切口处的角膜水肿,如此就会发生角膜刺激症状,引起怕光。这种切口处的水肿是最常见的,一般可自行消退。另外,手术创伤、高眼压也能引起角膜水肿,其治疗的重点在于点激素眼药水消炎及处理高眼压。

(3)角膜的散光 角膜切口会造成角膜散光,尤其是行白内障囊外摘除术,角膜切口大,角膜的缝合容易引起散光,如果散光过大,不仅患者视物不清,也会出现怕光不适。这种散光在角膜水肿消退、切口愈合稳定后,散光的程度往往会减轻,怕光的症状就会消失。但如果病情稳定后散光度仍较大,就可以适时拆除部分缝合过紧的角膜缝线、配戴矫正眼镜或通过角膜屈光手术进行治疗。

(4)术后的炎症反应 手术的创伤、晶状体物质的残留等都可以引起术后眼内的炎症反应,这种炎症通过局部或全身的激素抗炎治疗大多可以消退,如残留的晶状体物质过多则需要再次手术清除。

(5)后发性白内障 一些不规则的后发性白内障可以引起患者的闪光感,也会有怕光不适。这时就需要通过激光切开混浊的后囊膜。

（6）黄斑水肿 术后的眼内炎症、手术中光对视网膜的损伤以及对黄斑区的牵拉等，可能会引起黄斑的水肿，使患者产生视物变形，经抗炎治疗多数也可以恢复。

（7）人工晶体的偏心或移位 如果手术中人工晶体没有全部植入晶状体的囊袋或手术中后囊膜破裂，术后人工晶体位置不稳定就会产生移位、偏心。出现这种情况就会产生紊乱的视觉图像，可以引起单眼的复视。轻微的偏心，往往经过自身调节，可以复位或适应。如果偏心明显，则需要再次手术进行调整。

（8）植入了错误度数的人工晶体 如此会造成难以接受的屈光度，产生极度紊乱的视觉图像，必须要取出原先的人工晶体，重新植入正确度数的人工晶体才能解除症状。

总之，造成患者术后怕光因素多种多样，但是最常见原因还是手术创伤引起的眼内葡萄膜的炎症以及角膜的水肿所致，对于这些原因通过术后常规局部应用激素眼药水都能控制，因此，患者并不需要担心。

手术后，白内障会复发吗？

在临床上，常常会遇到白内障的患者问：我的白内障摘除了以后还会再长吗？对此我们是可以理解的。白内障患者由于长期遭受"黑暗"的痛苦，在白内障摘除后，才得以重见光明，重新获得了学习、工作的机会，这是多么宝贵啊！因此，患者经常担心术后是否会再长出一个白内障来。那么白内障摘除后究竟会不会再长呢？这要根据每个人的具体情况和采用的手术方式来加以分析。

早期的白内障囊内摘除术是把整个晶状体完整去除，也就是说眼睛内已经没有了晶状体，当然在手术后就不会再长白内障了。但如果不是采用此方法摘除，而是采用白内障超声乳化吸除或白内障囊外摘除术，则有一部分患者术后会形成后发性白内障，即后发障。现代先进的白内障超声乳化手术，通过小切口将白内障——混浊的晶状体核部及皮质用超声乳化吸除，但保留了晶状体囊袋以植入人工晶体，恢复正常视力。一般而言，白内障不能再生或复发。手术中保留的晶状体囊袋，开始时是透明的，并不会影响视力。但是数月或数年之后少量残留的晶状体前囊膜或赤道部的上皮细胞增生，向后囊膜移行并纤维化，导致透明的后囊膜变得混浊，影响术后视力，使视力再度下降，医学上称为后发性白内障，而并不是白内障的再生。此外，白内障手术后的炎症反应及人工晶体设计的情况等也是后发性白内障发生的影响因素。后发性白内障的治疗请见下文。

白内障手术后，视力再下降的原因有哪些？

现在随着白内障手术设备的不断改进、人工晶体材料与设计的改良以及医生手术技术的日益成熟，白内障手术已经非常安全了。其中白内障超声乳化手术因手术切口小，并发症少，术后视力恢复快而受到广泛的欢迎。一般来说白内障手术后的3~6个月内，患者的视力可能会有不稳定的情况，出现近视、远视或散光等屈光不正状况。但如果手术6个月后视力仍不稳定，甚至有逐渐下降的趋势，则应及时去医院做检查。目前的临床观察发现，导致术后视力再降的可能原因有：

（1）后发性白内障的形成　这是白内障囊外摘除术最常见的并发症。这些患者可以在手术后的数天、数月或者数年开始出现视力的再次下降。其发生的原因主要是手术中少量残留的晶状体上皮细胞沿着后囊膜移行、增殖、纤维化，在后囊膜的表面形成混浊物，此外，残留的皮质也会被晶状体周边的前后囊膜包裹形成混浊，从而导致了白内障术后的视力再降。

（2）人工晶体的脱位　白内障手术中植入的人工晶体在手术后的3个月内尚不稳定，如果人工晶体襻没有完全植入晶状体的囊袋内或者被囊袋内残留的皮质所妨碍，则可能导致人工晶体的偏心移位，引起眼睛屈光的紊乱，导致视力下降。另外，如果手术中有晶状体后囊膜破裂、悬韧带（起固定晶状体囊袋的作用）断离等，在手术后就可能造成人工晶体的偏位，严重的可脱入到玻璃体腔，严重影响手术后的视力。

（3）眼部并发症的影响　如果用照相机来比喻眼球，那么白内障手术只是更换了一个镜头，如果其他的镜头或胶片不好，也同样不能拍出清晰的照片。因此，如果患者除了白内障之外，还存在类似其他镜头或胶片的眼部疾病，如角膜的疾病、视网膜的疾病，这些病变要是在白内障手术后没有发作，那么术后的视力尚能保持稳定，一旦发病，势必引起视力的再次下降。

（4）全身疾病的影响　比如高血压、糖尿病、肾功能不全等全身疾病，都会引起眼底的病变，因此会影响视力。如果白内障手术后，这些全身病变加重，影响到眼睛，尤其是视网膜的病变，就会造成视力的下降。

总结上述的分析可以知道，白内障手术后视力再降的原因可以归纳为两种：手术并发症的影响及合并的眼部或全身疾病的发展。因此，如果患者出现这种情况就要及时到医院进行检查，找医生查明原因，并采取积极的治疗措施。

如何治疗后发性白内障？

有些白内障手术后视力下降的患者到医院复查，经常会被告知又有了白内障，这就是后发性白内障，是白内障术后最常见的并发症，术后5年的发生率高达50%。主要表现为患者在人工晶体植入术后一段时间内，视力又出现下降。裂隙灯显微镜检查，可发现晶状体后囊膜混浊增厚，年轻的患者常可见到后囊膜表面泡沫状弹珠样小体，称为Elsching珠。后发性白内障可以发生于手术后的1个月到数年，其发生率与患者的年龄最相关，年龄越大，发生率越低，儿童白内障术后的发生率几乎为百分之百。这主要与其发生的机制有关。

（1）晶状体上皮细胞沿着后囊膜的表面增殖、分化、移行，这是后囊膜混浊发生的重要原因。晶状体上皮细胞是晶状体中具有增殖与分化能力细胞，它形成晶状体纤维，年龄越轻，细胞的活性越强，它分布于前囊膜与赤道部，后囊膜是没有的。在白内障囊外摘除术或超声乳化术中，手术本身就是一种创伤刺激，必然会促进上皮细胞的增殖活性，表现为上皮细胞移行、增殖和向成纤维细胞转化，导致后囊膜混浊。

（2）残留的皮质与术后的炎症反应，也都可能造成纤维组织沿着后囊膜增生。因此，为预防后发性白内障的发生，就应在手术过程中尽量不留或少留皮质，手术操作轻巧，减少术后炎症反应。

目前，后发性白内障患者的治疗还是相对简单的，下面就具体介绍一下：

（1）激光后囊膜切开术　用Nd-YAG激光可以安全地将混浊的晶状体后囊膜切开，这是当前最常用的手术方式。其适应证就是白内障术后影响视力的后囊膜混浊；但对一些角膜病变妨碍观察后囊膜、患眼不能固视、有黄斑水肿、有活动性炎症及有发生视网膜脱离高危因素的患者则禁止行此激光手术。其手术方法就是在表面麻醉下，患眼散大瞳孔，用激光在混浊的后囊膜上击射出与瞳孔大小相一致的切口。术后大多数患者只要局部点一些散瞳剂及激素眼药水减轻眼内炎症反应即可。其较常见的并发症主要是眼压的升高，一般用几天降眼压的药物即可控制。

（2）手术切开后囊膜　可以在行白内障手术的同时，在中央部的后囊膜上做一切口，这样即使术后出现了后囊膜的混浊，也可以保持眼视轴区的透明，不影响视力。但这种手术容易损伤玻璃体前界膜，继而造成玻璃体的脱出、黄斑囊样水肿及视网膜脱离等并发症，因此，仅在治疗一些特殊患者时采用。另外一种方式就是在出现后发性白内障后再进行二次手术后囊膜切口，这样的风险还是要比一次手术的小，这种方式在没有激光手术设备的地区及切开与人工晶体贴附过紧的后囊膜、过厚的后囊膜时采用。

现在随着白内障手术的普及，后发障已经成为影响白内障术后视力恢复的重要因素。它也是白内障囊外摘出术后最常见的并发症，在成年人，术后的发生率为30%~50%，在儿童则为100%。虽然，目前还没有防止后囊膜混浊发生的有效措施，但是，如果发生了后发性白内障，其治疗并不复杂。

先天性白内障能否植入人工晶体？

先天性白内障是指出生前后即存在，或出生后才逐渐形成的先天性遗传或发育障碍的白内障，它是一种较常见的儿童眼病，是造成儿童失明和弱视的重要原因。那引起先天性白内障有些什么因素呢？比如：①遗传因素：近亲结婚后代的发生率比随机结婚后代高10倍以上；②环境因素：母亲妊娠期间（尤其前3个月）的病毒感染，妊娠期营养不良，盆腔受放射线照射，服用某些药物（激素、水杨酸制剂、抗凝剂等），患系统疾病（心脏病、肾炎、糖尿病、贫血、甲状腺功能亢进症等），早产儿，胎儿宫内缺氧；③其他因素。

婴幼儿患先天性白内障后，影响了视觉的正常发育，易产生弱视，因此出生后应及早行白内障摘除手术，手术最迟不超过6个月，至于手术后是否要植入人工晶体一直存在争议，理论和技术上讲，人工晶体手术不应有年龄限制，任何年龄均可进行，但对先天性白内障的患儿及少年行人工晶体植入术，应持谨慎态度，由于婴幼儿和儿童眼组织的特点，手术和术后的并发症明显多于成年人，一方面，儿童眼正处在快速发育阶段，手术是否引起一些目前尚未知的危险仍令人担心，特别是儿童眼轴、角膜曲率仍在不断变化，并且不能准确地定量预测这种变化，术中该植入人工晶体的度数较难确定，另一方面，儿童的视功能也处于发育阶段，需要在外界环境的刺激下才逐渐发育成熟，因此要获取较好的视力，唯一的途径是尽早地做手术并进行无晶状体眼的矫正，但儿童配戴眼镜的不合作、不方便及不满意的效果使医生们仍倾向于尽早植入人工晶体，因为人工晶体植入术后可以为患儿提供全天24小时的光学矫正。

此外，婴幼儿和儿童植入人工晶体的目的，除了提高视力，还能防止弱视和发展融合功能和立体视觉。但由于婴幼儿和儿童眼组织的特点，术后并发症明显多于成年人，因此不能作为常规手术。目前关于儿童植入人工晶体的年龄，较为保守者认为应在≥3岁，这是较为稳妥的做法；较为激进者认为≥1岁，这是重视视功能恢复的做法。一般来讲植入应在2岁以后进行，1岁以下尽量不要植入（但需要戴镜），1~2岁之间的要根据患儿自身的客观条件来决定，单眼性无晶状体眼者由于戴眼镜的困难和双眼竞争性抑制机制容易造成弱视，因此提倡尽早植入人工晶体；双眼无晶状体眼者可以稍推迟植入时间，特别是能够配合戴眼镜的患儿，植入人工晶体时必须慎重，病例应严格选择，手术者应有熟练的操作技术，术后密切观察以及加强弱视训练等均不能忽视。

先天性白内障手术后视力能提高吗？

许多先天性白内障患者的家长常常会有这样的观念：认为只要把白内障摘除了，他们孩子的视力就会恢复到正常。这个观念是错误的。先天性白内障与老年性白内障最大的不同在于两者视功能的发育程度是不同的。老年性白内障患者的视觉已经发育成熟，手术后的视力提高到一定的程度一般就稳定不变了。而许多先天性白内障患者到医院就诊时，视觉功能都有发育不全，而且也尚未稳定，如果年龄还小，则白内障手术后视力可能会逐步提高，至于能恢复到多少的视力就取决于手术时机与手术后进行弱视等治疗的情况。

人类视觉的发育是从出生后就开始的，婴幼儿在出生后2个月固视反射形成，立体视觉及色觉分别在出生后的3~4个月形成，出生后6个月视力迅速提高。若在这个阶段发生白内障，不仅会造成视力损害，同时也会破坏双眼视功能及色觉的发育。因此，为了恢复视力，获得完善的视功能，对单眼遮挡视轴明显的白内障应在出生后2个月内手术，否则会发生形觉剥夺性弱视。如双眼白内障已明显影响视力者宜尽早手术。而且，为缩短单眼因白内障受抑制的时间，两眼手术间隔时间尽量安排得近一些，一般在第一眼手术后1周术眼无明显手术反应，即可行第二眼的白内障手术。若白内障不严重，或局限性晶状体混浊，小儿尚有一定视力可正常生活，手术时间应慎重考虑，不要急于手术，但必须采取促进视觉发育的措施（如矫正弱视的训练等），待小儿稍大些再手术。另外，人类视觉的发育可以持续到12岁左右，其中有2个重要的阶段：儿童视觉发育的关键期与敏感期。在3岁以前，视觉发育最为重要，称为关键期，3~10岁是敏感期。这两个时期中，视觉的发育有很大的可塑性，年龄越小可塑性越大，其中可塑性的高峰是在2岁左右，一旦视觉发育成熟，则无可塑性之谈了。3岁之前，由于双眼的视觉还未发育完全，先天性白内障就极易影响到双眼视觉功能的形成，使双眼视功能的发育受到障碍，但是如果能及时地治疗白内障，就能使双眼的单视功能重新得以形成，受损害的视觉发育也能够恢复，视力常能恢复至正常。在敏感期，虽然双眼的单视功能已经建立，但还需要完善，此时如能及时解除白内障的影响，双眼单视功能就能巩固，甚至也可以恢复到正常的水平，但不如关键期治疗恢复那么快、效果那么好。而在视觉完全发育成熟之后，对于先天性白内障进行手术治疗的意义就不在于提高视力了，手术就只是起到美容的作用了。

总之，先天性白内障即使手术治疗成功，术后视力的恢复与老年性白内障相比往往还是不满意的。所以，小儿患者白内障眼的视力恢复的预后，在很大程度上取决于手术时机的选择、手术方式、术后无晶状体眼的屈光矫正和术后弱视治疗等。

如何治疗外伤性白内障？

外伤性白内障是指眼球受到外界的打击，包括眼球钝挫伤、穿通伤、辐射性损伤与电击伤等外伤引起的白内障，其中以机械性损伤所致的白内障最为常见。

外伤性白内障由于致伤的原因复杂、晶状体损伤的程度也各异，所以在治疗上应根据晶状体的具体情况而采取不同的治疗措施，包括手术与保守（非手术）治疗。

1.保守治疗

主要是采用药物综合治疗，适用于对视力影响较小，无严重并发症且较局限的白内障。

（1）辐射性、电击性白内障　如果晶状体混浊的范围局限在周边部，对视力的影响不大，则只要点用一些防治白内障的眼药，如卡他灵、谷胱甘肽等。

（2）穿孔伤所致的局部白内障　在早期可用缩瞳眼药水，这样可以封闭前囊膜的小破口，防止房水的持续进入以及皮质的外溢，如果已有皮质进入前房则可以散大瞳孔，然后再联合应用激素治疗眼内的炎症，应用抗生素抗感染治疗。

（3）铁、铜锈白内障　可以用药物EDTA治疗铁锈及铜锈，并及早取出眼内异物。

2.手术治疗

除上述比较局限的外伤性白内障之外，大多数的外伤性白内障是需要手术治疗的。

（1）手术的适应证　①晶状体囊膜破口大，房水进入，晶状体膨胀，或者皮质大量外溢，进入前房造成眼压升高，引起继发性青光眼及反应性虹膜睫状体炎，这时必须在积极抗炎、抗感染的情况下，及早行白内障吸除术。②对于角膜伤口处有晶状体嵌顿的白内障，在缝合角膜伤口时可以一并摘除白内障。③对于完全脱位的晶状体，由于容易引起较多的眼部并发症，也应该尽早取出。④任何外伤性白内障只要严重影响视力，经检查有复明的可能性，均可以实施白内障手术治疗。

（2）手术的方式　根据晶状体损伤的程度、核的硬度、脱位的部位采用不同的手术方式。主要有白内障吸除术、囊内摘除术、囊外摘除术、超声乳化吸除术及玻璃体切割术。

（3）人工晶体植入时机及方式　根据眼部伤情的轻重，后囊膜的完整情况作不同的选择。如果眼球损伤很重，眼内结构紊乱、出现继发性青光眼等，则不宜植入人工晶体，因为，植入人工晶体只会加重眼内炎症反应，更进一步损伤眼球组织，遇到这种情况时，可以待眼部病情稳定后，有人工晶体植入的价值（戴眼镜的矫正视力提高）后再植入也不迟。而对于一些晶状体后囊膜或囊袋完整，眼部创伤反应较轻的患者，就可以一期将人工晶体植入囊袋，如果囊袋不完整则植入睫状沟。否则，需要等眼部病情稳定后，二期再植入。

异物导致的白内障应如何治疗？

异物导致的白内障对眼组织最大的威胁在于异物会把外界的细菌、真菌等微生物带入眼内，如果治疗不及时就很容易引起化脓性眼内炎，严重地损害眼组织。因此，对此类外伤性白内障治疗的重点在于如何把控制感染与治疗白内障合理地结合起来。在治疗每一个眼球穿孔伤之前，我们都要认真检查伤情，如果出现了感染的迹象，则眼内异物存留的可能性非常大，这时就应该积极地控制感染，尽早手术取出异物，尤其是毒性强的异物，包括化学性质活泼的金属异物、动物的毛发、植物性异物等。对于新鲜的异物伤，如果伴有眼内感染，则应该在清创缝合伤口之后，一期采用玻璃体切割的方式切除混浊的晶状体及玻璃体，同时取出眼内异物。如果穿孔伤后没有发现感染的表现，并且明确地知道异物为玻璃或塑料等性质不活泼物体，则急诊手术只要关闭伤口，用抗生素及糖皮质激素控制眼内的创伤性炎症之后，再行白内障囊外摘除或超声乳化吸除术，而这些性质稳定的异物根据其在眼内的部位择期取出，细小的甚至可以不用取出。而对于陈旧性的异物伤，如果眼内感染药物控制不住，则应该及时地手术切除化脓的玻璃体及白内障，同时可以眼内注入抗生素或填充硅油抑制感染的扩散。

在异物性白内障中，金属性异物最为常见，由于它们的化学性质活泼，在眼组织内存留可以导致眼的铁锈、铜锈沉着症而严重损害眼组织。因此，如何治疗金属异物性白内障是这类白内障治疗的另一个重点。铁质异物是最多见的眼内异物。细小的晶状体异物可能只引起局限性的混浊，且可以存在多年而无明显的反应。但是它在眼内可以产生氧化作用，逐渐在眼内扩散，形成角膜、虹膜、晶状体、视网膜等眼球各部位的铁锈沉着症，最终会导致失明。因此，对于晶状体的铁质异物，还是要及早地取出，如果晶状体的混浊比较局限，可以用磁铁吸除异物，而不摘除晶状体，如果晶状体混浊明显，则同时行白内障手术。另外，铜质异物较铁质异物对眼组织的损伤更大，它可以造成眼内的化脓性改变，即使异物被组织包裹了，它也会引起眼组织的坏死，造成失明。所以晶状体的铜质异物往往引起明显的晶状体混浊，一经发现就要尽早取出异物，并摘除白内障。

由于异物容易造成眼内的感染，也容易造成晶状体后囊膜的破裂，因此，在异物导致的白内障手术中，多数选择二期植入人工晶体。如果后囊膜的破裂范围较大，可以选择把人工晶体植入睫状沟或者缝襻固定人工晶体。

白内障伴角膜病时应如何治疗？

我们常把眼睛比作一架照相机，把晶状体比作镜头，眼底视网膜比为胶片，而其实眼的屈光系统要比照相机复杂得多。它包括角膜、房水、晶状体与玻璃体。屈光系统就相当于一组复合透镜，外界光线经过屈光系统发生折射，才能在视网膜上形成清晰的物像，而晶状体只是这组透镜中主要的可调节部分，角膜则是屈光力最大的部分。因此，角膜的病变常会影响到白内障手术的效果。现在我们就从白内障伴有角膜病的手术时机选择三个方面进行阐述：

（1）可以进行白内障手术的角膜疾病　对一些病情稳定的角膜混浊、角膜变性，如角膜的白斑、云翳、角膜老年环，出现在角膜的周边或近中央部位，只要不妨碍白内障手术中对晶状体的观察、操作，尤其是撕除前囊膜的操作，就可以进行白内障手术治疗。当然手术后的视力恢复会受角膜病变的影响，尤其与中央角膜病变的程度有关。一般来说，这部分患者的视力较术前还是会有所提高的。

（2）需暂缓进行白内障手术的角膜病变　角膜炎、一些严重的角膜变性、角膜内皮功能不全的患者，需要控制好角膜疾病才能够进行白内障手术。角膜炎的患者在进行眼内手术时，致病的微生物很容易通过切口进入眼内，导致眼内炎，破坏眼内组织，严重的可导致失明，因此这类患者必须要把角膜炎症控制后才能行内眼手术。严重的角膜变性如带状角膜病变表现为睑裂区角膜横行的带状混浊，不仅影响了白内障手术操作，而且手术本身的创伤也会加重角膜的病变。另外，一些角膜移植术后、高眼压、葡萄膜炎等造成角膜内皮细胞数明显减少或角膜内皮功能低下的患者，需要慎重进行白内障手术，应该尽量推迟手术，恢复内皮细胞活力，因为手术会进一步损伤角膜内皮，造成内皮的失代偿。

（3）不宜进行白内障手术的角膜病变　正如上面提到的，妨碍观察到晶状体的角膜病变，当然无法进行白内障手术。还有一些免疫相关的角膜变性，如边缘性角膜变性，当出现环状的角膜缘变薄，且有穿孔的危险时，也不宜进行白内障手术，因为手术的切口难以选择，而且术后的炎症也易加重角膜病情的发展。对于这类患者，如确实需要行白内障手术，也必须先进行成功的角膜移植后才予考虑。

总之，我们在进行伴有角膜病的白内障手术时，不仅要考虑到手术的可行性，还要考虑手术效果，即必要性。

白内障伴翼状胬肉时应如何治疗？

许多白内障伴有翼状胬肉的患者经常困惑于先治疗胬肉还是先治疗白内障，要解释这个问题就必须要了解什么是翼状胬肉及其对眼睛的影响。

翼状胬肉俗称"攀睛"或"胬肉攀睛"，是指睑裂部肥厚的球结膜及其下的纤维血管组织呈三角形侵入角膜，其外形就像昆虫的翅膀而得名。多是在睑裂斑的基础上发展起来的。发生的部位常见于鼻侧，少数见于颞侧或双侧。其具体的发病原因尚不清楚，可能与紫外线的照射、风尘的刺激等有关，因此好发于长期从事户外工作的人群，如渔民、农民。翼状胬肉的患者多数没有明显不适，但是胬肉侵入角膜，可以引起角膜的逆规性散光，侵犯到瞳孔区就会造成视力下降，严重的还会影响眼球的运动。在临床上胬肉分为进行期与静止期两型，顾名思义，进行期胬肉的病情会不断发展，逐渐增大，而静止期的胬肉一般稳定或进展缓慢。目前，对于翼状胬肉的治疗主要是手术切除胬肉组织，可加用羊膜移植、球结膜移植等减少手术后的复发。另外，放射线照射与丝裂霉素的应用也可以减少胬肉的复发。

现在知道了翼状胬肉的一些知识后，我们就对白内障伴有翼状胬肉的治疗方案具体分析一下。首先，对于静止期的胬肉，侵犯角膜范围较小，由于其病情稳定，对视力的影响也小，因此可以不用处理胬肉，而行白内障手术；如果侵入角膜的瞳孔区，不仅明显影响视力，影响白内障手术的操作，而且胬肉遮盖中央部的角膜，可能无法测量角膜的曲率，也就无法测定需要植入的人工晶体的度数。另外，即使能够测出角膜的曲率，由于胬肉大，会引起角膜曲率较明显的变化，也导致了人工晶体度数测量的偏差。所以，对于这类大的静止期胬肉，建议还是先切除胬肉组织，待术后病情稳定了再行白内障手术，这样有利于白内障手术后视力的提高。其次，进行期的胬肉表现为胬肉组织肥厚、充血，角膜上的头部组织呈灰白色胶样隆起，角膜常有浸润，病变发展快，而且患者多有较明显的眼部刺激症状。如果此时进行白内障手术，手术的刺激就会促进胬肉组织的生长，很快长入角膜中央，就影响了白内障手术的效果。因此，对于这种类型的胬肉，建议先用药物控制或手术切除胬肉，待病情稳定后才考虑行白内障手术。

当然，需要说明的是，翼状胬肉还是一种常见的眼表疾病，只要治疗得当，其对眼睛的影响是不大的，因此，伴有翼状胬肉的白内障患者只要适时地处理好胬肉，白内障手术后的视力提高还是很理想的。

白内障伴葡萄膜炎时应如何治疗？

葡萄膜为眼球壁的一层，它分为三个部分，即虹膜、睫状体和脉络膜。虹膜和睫状体发炎称为前葡萄膜炎或虹膜睫状体炎；脉络膜供给视网膜的外层营养，脉络膜发炎常影响视网膜而发生脉络膜视网膜炎或称为后葡萄膜炎；前后部同时发炎则称为全葡萄膜炎。

葡萄膜含有丰富的血管和色素，因颜色像葡萄而得名，由于葡萄膜的血供特点，来自全身血液中的各种有害物质，特别是一些较大分子的细菌、寄生虫、肿瘤细胞等致病因子容易在此滞留，引起葡萄膜发病，同时全身免疫反应的介质容易进入脉络膜沉积而不易排出，因此，葡萄膜也成为眼免疫病的好发部位。

葡萄膜炎按炎症的部位分为前葡萄膜炎、后葡萄膜炎、全葡萄膜炎。

前葡萄膜炎的症状有：①急性发作时，患者自觉疼痛，疼痛呈放射到眉弓和颊部，受光刺激和眼球受压时更为明显，夜间加剧；慢性炎症时一般疼痛轻或无疼痛。②畏光，流泪：经常与眼痛相伴，同时有眼睑痉挛；③视力下降。

后葡萄膜炎患者无疼痛、畏光、流泪等刺激症状，多表现视功能紊乱。临床表现为：①视力减退：视力减退的程度取决于病变的部位和玻璃体混浊的程度，患者自觉眼前有黑点飘动。②视功能紊乱的其他表现：疾病开始时患者自觉眼前闪光感；当病变进一步进展，可发现有视物变形、视物变大或变小的表现，甚至眼前可有固定的暗点。

全葡萄膜炎的患者前、后葡萄膜炎的症状都有。

白内障同时伴有葡萄膜炎曾被列为手术的禁忌证，随着显微手术的广泛应用和技术的进步，现已公认可行白内障手术。那什么时候能行白内障手术仍需要具体情况具体分析。

如果葡萄膜炎与单纯白内障有关，那么及早摘除白内障有利于炎症的控制，术中可一期植入人工晶体。

如果曾有过葡萄膜炎，但炎症已静止较长一段时间，也可行白内障手术，术中也可植入人工晶体。如果患者有活动性炎症就不能行白内障手术，应采取有效的措施控制葡萄膜炎，待炎症完全消退后才手术。

白内障伴青光眼时应如何治疗？

青光眼是一类主要与眼压升高有关的眼病，高眼压可以病理性的压迫视网膜与视神经，造成它们的进行性损害，视野逐渐缩小，以至全部消失，最终导致失明。在临床上通常把青光眼分为原发性、继发性与发育性青光眼。原发性青光眼又可分为闭角型与开角型青光眼。其中原发性青光眼是青光眼的主要类型，虽然研究多年，其病因机制尚未完全阐明。对于原发性青光眼有研究表明，即使用药物或者手术把眼压控制到了正常，视神经的损伤还是会发生，只不过是延缓了疾病的进展。所以，医学上有这样的观点：青光眼是不能"治愈"的，治疗只是起延缓病情的作用，这主要是从视神经保护方面来说的。而目前医疗上使用的一些神经营养药物，也只能起到辅助治疗的作用。综上所述，我们可以知道青光眼的治疗，尤其是如何防止视神经、视功能的进行性的损伤，在当前还是一个没有完全解决的难题。

此外，青光眼也是一种常见的眼病，好发于中老年人，因此，常与白内障合并存在。而老年性白内障对视神经、视功能是没有损害的，其手术时机的选择对术后视力的恢复基本没有影响。所以，在治疗白内障伴青光眼时，治疗的重点就是如何控制眼压，保护视神经，也就是以治疗青光眼为主。那么什么时候可以或者需要进行白内障手术呢？这主要有下面两种情况：

（1）晶状体是引起青光眼发病的因素　研究表明，在原发性闭角型青光眼中，晶状体相对比较大，其前表面与虹膜贴附的面积大，这样会增加生理性的瞳孔阻滞，导致房水由后房经瞳孔流到前房的阻力增大，后房压力升高，将周边部的虹膜向前推移，使已经狭窄的房角容易关闭。因此，如果出现了这种青光眼的急性发作，现在许多的眼科医生都建议摘除白内障，而是否需要联合小梁切除术，则还需要评估术前房角及药物对眼压的控制情况。一般来说，如果术前局部降眼压药物能够控制眼压，还有部分房角开放，则先采用单纯的白内障摘除术，术后眼压还高可再用药物控制。而如果术前药物不能控制眼压，则需要采用联合手术了。再比如一些过熟期或成熟期白内障中的晶状体蛋白的大量溢出，阻塞了小梁网，导致房水流出受阻从而引起晶状体溶解性青光眼或眼组织对晶状体产生过敏反应，引起的晶状体过敏性青光眼，则必须要摘除白内障，而且术中还需要彻底的清除晶状体皮质。

（2）晶状体不是青光眼的发病因素　在开角型青光眼中，晶状体并不是它的病因，其发病的原因与机制主要是小梁网引流房水功能的障碍。因此，在开角型青光眼中摘除白内障不会有利于青光眼病情的好转，是否行白内障手术取决于手术的意义及手术的风险。如果青光眼的病情属于早中期，那么白内障手术后提高了视力，也就提高了患者的生活质量。如果是晚期的青光眼，只剩了管状视野，进行白内障手术风险很大，手术本身就有可能损害残存的视力导致失明。如果眼压长期控制稳定，患者对手术风险有充分认识的话，白内障手术可以尝试。

白内障伴视网膜脱离时应如何治疗？

人类的眼球壁有三层，视网膜是最内的一层，也是眼球内结构最复杂而精细的部分。它既是光的接收器又是传导器，外界物体反射的光进入到眼内，视网膜就把接受的光刺激转变为神经冲动，然后再传到大脑的视觉中枢，形成视觉，人也就看到物体了。因此，视网膜就相当于照相机的胶片，它是眼睛成像系统中关键的部分。此外，在组织学上，视网膜属于神经组织，而神经组织坏死了是不能再生的，因此，视网膜的病变会造成视功能的进行性损害，即使疾病恢复了，也都会损失或多或少的视网膜细胞，所以，如果发现了视网膜的疾病比如视网膜脱离，就应该尽早并积极地治疗。

那么什么是视网膜脱离呢？视网膜在组织学上又可分为10层，包括内9层的神经上皮层与外面1层色素上皮层，这两层的分离，医学上就称为视网膜脱离。由于视网膜的外面4层的血液供应来自脉络膜（眼球壁的第二层，紧贴视网膜）的血管，尤其是视网膜上最重要的黄斑中心凹（我们平常检查的视力就是黄斑中心凹视力）的营养供应也来自脉络膜血管，视网膜脱离后，其外层细胞的营养供应就会中断，造成细胞的大量坏死，即使脱离复位以后视力也很难恢复到以前。所以，视网膜脱离的治疗是越早越好。

通过上面的解释，我们了解了视网膜及视网膜脱离的一些知识，现在我们就具体介绍一下白内障伴视网膜脱离到底该如何治疗。视网膜脱离后应该尽早治疗，而老年性白内障则是一种慢性疾病，它对视功能是没有影响的，也就是说，白内障手术的早或晚，手术后的视力恢复都是一样的。因此，如果同时合并白内障与视网膜脱离，其治疗的原则就是先处理视网膜脱离，待视网膜复位且病情稳定之后才考虑进行白内障手术。但是，由于白内障会妨碍观察眼底，影响视网膜脱离手术的操作，因此，具体情况就要具体分析。

视网膜脱离按发病原因分为孔源性（原发性）与非孔源性（继发性）视网膜脱离，非孔源性视网膜脱离又可分为牵拉性与渗出性视网膜脱离。其中，孔源性与牵拉性视网膜脱离必须要采用手术治疗，包括外路手术（主要是巩膜扣带术，是在眼球的表面进行的手术）与内路手术（即玻璃体视网膜手术，是进入眼球内的手术），渗出性视网膜脱离主要是针对原发病进行治疗。因此，如果视网膜脱离需要手术治疗，而白内障的程度又比较轻，不妨碍观察眼底，则不要进行白内障手术，因为视网膜复位手术已经是眼科较大的手术，手术的创伤也大，白内障手术会进一步加重手术刺激，所以不必同时进行。如果白内障影响了视网膜手术的进行或者视网膜手术后白内障会很快混浊加重，比如需要玻璃体腔填充硅油，则硅油会加重晶状体的混浊，不利于手术后观察眼底病情的恢复情况，那么就需要进行白内障与视网膜复位术的联合手术。另外，如果白内障伴有渗出性视网膜脱离，则大多不能行白内障手术。因为渗出性视网膜脱离是由于眼内的炎症，眼内的寄生虫等病变，也可因全身疾病如恶性高血压、妊娠高血压综合征等血管病所致，白内障手术会加重疾病的发展，而且有些患者也不能耐受手术治疗，所以这类患者的白内障手术是得不偿失，只有等渗出性视网膜脱离稳定后才予考虑白内障手术，此外还需要结合患者的年龄来制定是否采用联合手术的方案。

白内障伴斜视时应如何治疗？

顾名思义，斜视就是在注视目标时眼位出现了偏斜，其中一眼注视目标，而另一眼偏离目标，视轴呈分离状态。由于双眼不能同时注视一个物体，因此，在大脑的视觉中枢形成的视觉只是单眼（注视眼）视觉，而另一眼（斜视眼）的视觉被抑制了。如果斜视出现在视觉发育的可塑期内（即12岁以内），斜视眼的视机能的发育就会被阻断，从而形成了弱视，这也是斜视对眼睛的最大危害。

斜视发生的原因多种多样，可分为先天性与后天性斜视，也可分为共同性与非共同性斜视。这些斜视对视功能的影响各异，治疗的方法也不同。所以，白内障伴有斜视时，不仅要看白内障的混浊程度，还要综合评估斜视的类型、度数、斜视眼的视力、视功能情况等，从而选择合理的治疗方法。

对于小儿斜视患者，视功能的发育尚未完全稳定，那么我们一定要采取积极的治疗方式，争取时间，尽可能促进患者双眼单视的形成。因此这类白内障伴斜视的患者，必须要先进行白内障手术，使视网膜有充足的光线刺激，这样有利于视功能的发育。然后，再从斜视的发病原因着手综合治疗斜视，包括矫正屈光不正，进行弱视的训练及正位训练，在经过戴眼镜治疗6~12个月之后，如果斜视度数恒定了，可以考虑手术治疗。

如果先天性斜视早期没有经过治疗，成年后视功能的发育很差，往往都有很严重的弱视。白内障治疗后视力也不会提高，因此白内障手术的意义就不大了。这时的治疗重点就是进行美容性的斜视矫正手术。

对于后天性斜视患者，其发病多是由外伤、炎症、血管性疾病、肿瘤、代谢性疾病等引起。这些疾病造成单条或多条的眼外肌的麻痹，从而导致了眼位的偏斜。由于后天性斜视患者的视功能往往已经发育成熟，如果白内障伴有这种斜视，则不必急于进行白内障手术，而需要针对病因治疗斜视。而且也只有把斜视眼的眼位矫正好之后，做白内障手术才有真正的意义。因为，如果斜视没有矫正，白内障手术后，斜视眼的视力提高会进一步加重双眼的复视症状，最终不利于斜视眼位的恢复。另外，对于这类斜视的治疗包括积极的病因治疗、药物治疗、三棱镜矫正复视及手术治疗，而手术治疗必须在排除病因或证明其不再复发时才能考虑。

由上面的描述可以知道，在治疗伴有斜视的白内障患者时，对视功能的发育状况的评估是非常重要的，这主要牵涉到白内障手术时机选择及是否有价值。因此在视觉发育的可塑期内，就要积极地进行白内障治疗，如果视觉发育已经成熟，则需要先治疗斜视，然后再根据视功能状况决定是否需要白内障手术。

预防保健篇

◆ 白内障手术后多久才能看电视等电子产品?

◆ 白内障手术后不能从事体力劳动吗?

◆ 白内障手术后不能烧菜做饭吗?

◆ 白内障患者会产生心理障碍吗?

◆ 白内障患者情绪低落或精神紧张对治疗有没有影响?

◆ ……

白内障手术后多久才能看电视等电子产品？

当今社会、学习、生活、娱乐和工作已经与互联网密不可分，每天通过各种电子设备在虚与实的世界里自由翱翔。电子产品为我们带来便利的同时，各种辐射对眼睛也造成不可忽视的损害。那么，白内障患者在术后是否可以使用这些电子产品呢？

有关监测结果也表明，电脑或电视、手机荧光屏可产生X射线、紫外线、红外线、蓝光、超低频、静电场和声辐射，其中，紫外线对眼睛伤害较大，并且是白内障的诱因之一。阳光中的紫外光、蓝光的杀伤力非常强，在没有任何防护措施下，短时间的强烈照射就可能引发眼睛的异物感，可引起角膜充血发炎，长时间照射可引起晶状体混浊（白内障），视力下降，甚至导致失明。它不仅能够加速白内障的发生，还可能引起眼底病变，造成视网膜黄斑变性，导致视力下降。电视、电脑、手机等发出的紫外线会比阳光中的弱得多，但对于刚做完手术的患者来讲，没有晶状体的"天然屏障"不仅引起眼疲劳，对眼底的影响也要大于正常眼，从而影响术后伤口的愈合及视力的恢复。

屏幕成像原理是在红黄蓝三原色的小色块后用灯光照明，再通过一系列复杂的光电信号转换形成图像。为了使图像更佳清晰干净，灯光通常会调得比较亮，再加上无数肉眼难以察觉的微小色块的不断变换，其对眼睛造成的负担可想而知。

目前，对于白内障的治疗仍是以手术为主。随着手术治疗的发展，白内障手术已经不会像以前那样留下大的刀口，也不需要缝线，但是，不管刀口多小，只要是手术，术后都需要一定的恢复时间。因此，白内障患者最好一星期内不要使用这些电子产品，一星期后根据眼睛恢复情况再考虑。看电视、上网、使用手机也不要过久，随着眼睛的恢复再逐步延长时间，并且要注意休息，每半个小时休息远眺10~15分钟，距离至少应该大于30cm。

白内障手术后不能从事体力劳动吗?

虽然白内障手术损伤很小,手术切口也小,超声乳化白内障一般只有3毫米切口,但也不能掉以轻心,因为眼睛非常娇嫩。3个月内不能做重体力劳动,不能进行剧烈运动,更不宜从事爆发力的动作,这与眼睛伤口的愈合过程有着密切的关系。伤口的愈合分为3个时期:

第一个时期我们通常称作炎性阶段,也就是伤口愈合的炎性反应阶段,是机体对伤口做出反应及调整愈合活动过程。这种最初的反应开始了一连串的相互作用,反应刺激身体的触发中心。护理得当大约为48小时,否则会延长。

第二个阶段叫作增生阶段,增生阶段也叫作增生期,是机体产生组织再生的阶段,约在创伤后48小时开始。2~3周产生快速胶原蛋白合成,伤口牵拉能力大幅度提高。

最后一个阶段叫作变异阶段,又叫再塑型期,术后约21天开始,在这期间,成纤维细胞数减少,而胶原蛋白继续黏着,通过增加胶原蛋白分子之间的交叉来再塑型而增大强度。成纤维细胞迁移并和绷紧的条纹平行重新组合,因而使伤口更牢固。

虽然愈合的三个阶段相互交错,但都是连续发生,相互影响的。

而今,随着科学技术的发展,白内障手术更加先进。超声乳化白内障手术是用一种超声波导入眼内,把混浊变硬的晶体粉碎呈乳状,吸出,再植入人工晶状体。这样切口小愈合快,术后散光小,不用缝线,甚至可在门诊手术,如果合并植入可折叠人工晶状体,效果更好。

在这之后,为适合我国广大中小城市,甚至大城市中较晚的白内障患者的需要,眼科医生又改进手术方法,发明一种手法小切口+人工晶状体植入术。此术式继承发扬了超声乳化术的手术技巧和用具,改进了传统常规手术。由于手术中不用超声乳化仪,所以术中无超声能量的损伤,切口只需缝合1~2针,甚至不缝,术后反应也小。

现在白内障手术用的大多是超声乳化的方法,伤口要比以前小得多,相对恢复快，不适感大大减少，但是，不论是多小的手术都需要时间愈合，刀口的初步愈合需要一个星期，即前面提到的炎性阶段和增生阶段的成纤维细胞开始合成胶原蛋白。如果您身边曾有亲友做过手术，医生会提醒一周后才可洗澡，指的就是这个时期。这时伤口表面看起来没什么事，实则并未完全恢复，还不能做提重物、弯腰、下蹲等剧烈一点的活动，低头穿鞋、咳嗽等活动也要小心，体力劳动最好不要做，以免影响刀口愈合。

那么，白内障手术后还能做体力活动吗？3个月后再塑型期接近尾声，伤口完全闭合，患者便可以放心地进行体力劳动。

白内障手术后不能烧菜做饭吗？

前面我们已经说过伤口的愈合过程，读者们已经对术后注意事项有了一定的认识，手术后3~4天，不宜接近高温炉灶，更须避免烟熏，而且伤口正是最脆弱的时候，即使是低头穿鞋、咳嗽也是不允许的，短期内当然不可烧菜做饭，比如，手术后当天，手术的眼睛还戴着眼罩，活动度过大会引起伤口开裂，只能进行一些日常活动。

那么，术后多久可以做饭呢？现在研究普遍认为，只要恢复良好，没有炎症或并发症，术后2~3周即可下厨，但是较重的物体，比如说装满汤的厨具不要搬动。这个厨具重量有标准吗？根据我们多年的临床观察，一般五千克的就不要亲自动手了，可以请家人代劳。3个月后，即可完全恢复正常家务料理。

另外在厨房做饭、烧水时，热的蒸汽和油烟会刺激到眼球，而眼睛周围脆弱的皮肤，更容易被热气烫伤；切洋葱、大蒜等刺激性食物时会流泪，长此以往，也会影响到视力。因此，在切洋葱、大蒜的同时，可以打开抽油烟机。而在做家务时戴上一副眼镜，可以同时避免这三种伤害。即使不做手术，最好也保护眼睛，防止引起或加重眼科疾病。

白内障患者会产生心理障碍吗？

白内障是眼科病症中致盲的主要疾病之一，该病可致视力长期障碍，甚至失明，造成患者生活质量的下降，会使患者产生巨大的心理改变，如果超过应对能力，易产生心理障碍。

常见心理障碍分以下几类。

（1）孤独心理　患者当家属不在身边时，独自留在生疏的环境，特别是双目仅光感的患者，会忽感失去依靠，缺乏安全感。对此类患者，医护人员要注意多进行感情沟通，耐心解释病情，多关心解决患者生活及心理上的正常需求，并鼓励和指导家属及病友参与安慰和开导工作，帮助沟通病友间的感情，使其适应新环境，以稳定的情绪、愉快的心情配合治疗和护理。家属也可采取多抽出时间陪伴患者，协助医护人员解释病情，多聊家庭生活情况等方法，对于进一步缓解患者孤独心理有不可替代的作用。

（2）恐惧心理　老年性白内障患者因长期视力障碍常求医心切，但在接受手术时往往又顾虑重重，担心治疗后能否重见光明。有些患者年老体弱，丧失劳动力，经济不能独立，怕增加儿女的负担，甚至怕不能接受手术打击。对此家属应多了解患者的心理顾虑，耐心地对他们进行解释，带其与病房中手术效果好的病友谈，同时做好术前检查。

（3）紧张心理　多数患者术前都很紧张。对此医务人员必会用热情的态度、和善的语言、良好的技术服务给予安慰和疏导。在进行护理技术操作时适量给予镇静剂。家属可配合医生做好心理护理。给患者一种亲切、温暖感，以减轻思想负担，从而使患者以最佳的心理状态接受治疗。

（4）兴奋心理　患者长期受视力障碍的影响。经手术治疗后视力提高，患者心情激动，控制不住情绪，高声谈笑。对此医务人员必须将手术后的注意事项交代清楚。使其对手术过程有所了解，配合护理和治疗，以利于术后恢复，防止并发症的发生。家属应在术后初期注意提醒患者不要过于激动、兴奋，不要做剧烈活动等，以防止伤口愈合不良。

（5）固执心理　由于身体固有的老化现象，加之患者各自不同的生活经历和不同的社会地位，老年患者的心理状态较为复杂，性情孤僻、固执，不相信现代科学且不听劝阻。对此医务人员必须大力宣传科普知识，对不同地位的患者做相应的心理护理，使其愉快接受配合护理与治疗。家属可配合医护人员解释治疗机制，加强患者对手术的信心，提高手术疗效。

白内障患者情绪低落或精神紧张对治疗有没有影响？

现代研究表明，20.4％的患者对疾病知识掌握较好，71.5％的患者对疾病知识掌握一般，8.1％的患者掌握较差。这说明人们掌握白内障诊疗知识仍处于较低水平。究其原因是：一方面社会科普宣传力度不够，另一方面开展健康教育知识不够普及。从现有健康教育实施现状的调查可知，大多数患者对健康教育只达到"知"，还达不到"信"和"行"的状况。此外，由于本病患者年龄多在60岁以上，受年龄、职业等方面的影响较大，对白内障疾病相关知识的理解有所欠缺。患者术前、术后对疾病相关知识认知同样较少。在临床上，越是对白内障不了解，越容易产心理问题。

那么，患者情绪低落或精神紧张对治疗有没有影响呢？

根据临床观察，轻度情绪低落或精神紧张完全不会对手术的效果造成影响，但是严重的焦虑会对治疗造成一定的不便。情绪低落是一种负性情绪，不利于人们的身心健康。以往研究发现，手术前患者的情绪低落远远大于正常人的数值，手术患者术前普遍存在着焦虑。严重的焦虑可使个体注意力高度分散，各种功能欠佳，不利于手术的进行。若过于精神紧张则可能近期血压、眼压突然升高，容易引起术中术后并发症。因此家属最好密切观察患者是否存在心理障碍及其严重程度，并采取相应的对策，将情况反映给医生，以阻止患者心理问题的继续发展。

实际上，不论认知程度的高低，患者都存在心理问题，只是对治疗过程不了解的患者术前产生心理问题更加严重。我们知道，手术是一种创伤性治疗手段，无论其大小，均有一定的危险性。手术对任何人来说都是一种强烈的应激源，从而在术前会产生较强的心理应激反应。患者性格、文化、年龄、经济情况、社会地位及生活方式不同，故对治疗和生活需求及生理心理反应不同，因此他们对疾病知识、健康保健知识及日常生活信息需求及心理需求也不同。对此，由医务人员根据患者的特点采用相应的健康教育方法，并引导患者培养稳定的情绪，通过健康教育来改善患者的心理状态及行为是促进术后疾病恢复最重要的内容之一。

一般手术前，医护人员都会解释治疗过程，安慰患者，术中尽可能分散患者注意力，防止手术过程中患者过于紧张引起血压升高等现象，术后也会定期查房，检查手术效果。家属可尽量在手术前后多陪伴患者，多照顾日常生活，解释发病机制，治疗过程中多提及其他康复状况良好的患者，转移患者对疾病、手术的注意力。对于家属来说，术后的护理最为重要，具体护理过程我们会在后面"老年性白内障术后如何护理康复？"等问题中提到。

家中有人患白内障该怎么办？

最近100年间，科技进步，医疗水平提高，人们的寿命越来越长，老年性白内障也较以前常见，老年性白内障的发病率也在提高。发现白内障后，症状较轻者，应首先到医院请眼科医生做屈光检查，配戴合适的眼镜，在一段时间里可将视力提高到较理想的程度。点白内障眼药水，补充维生素、微量元素（如维生素C、维生素E、锌），服用明目的中药等也是缓解白内障发展的重要途径。

然而，部分患者由于全身代谢因素及外界环境的影响，白内障渐渐发展成熟，严重影响视力，即使戴眼镜也不能提高视力，此时应考虑手术治疗。手术前，家属应帮助患者做好以下6点准备：

（1）陪伴或提醒患者做术前检查。白内障手术前应做以下相关检查，检查分为两部分，即眼部检查和全身检查。眼部检查一般包括视力、视功能、眼压和泪道、角膜曲率、A超和B超，其中角膜曲率和A超检查是为了计算手术中要植入的人工晶体度数。全身检查一般包括血尿常规，心、肝、肾功能，血糖等化验以及血压、心电图等内科检查。

（2）保持良好心态，消除心理上的紧张情绪。有的人听说在眼睛上做手术，"眼水"会流出来，紧张得几天几夜睡不好觉，害怕将来眼睛看不见，这主要是对眼科手术缺乏了解，产生了惧怕心理。其实白内障是眼科常规手术，手术时间短，痛苦少，甚至手术后也没有什么特殊感觉。可请做过白内障手术治疗的患者讲解手术的体会，术前的紧张情绪也就自然消失了，也可以求助于医生。

（3）养成规律的食宿起居习惯，保证按时睡觉、起床及进食，不要吃过硬的食物，多吃些软食及易消化的食物，每日坚持吃水果，以补充必要的维生素，多吃蔬菜，补充微量元素。

（4）养成规律的排便习惯，争取每日排便1次，防止大便干燥，必要时可口服麻仁润肠丸，以保证术后顺利恢复。

（5）保持身体整体状态良好。手术的前1天要洗澡，术眼点抗生素眼药水，睡前口服安眠药，如地西泮（安定）、甲丙氨酯（眠尔通）等，以保证良好的休息，更好地配合医生完成手术。

（6）白内障是复明手术，多数效果很好，手术后可重见光明，有些人还重返工作岗位。但由于人与人之间的个体差异，手术后视力的好坏由许多因素决定，眼底的好坏十分关键，白内障手术很成功，但眼底不好，视力恢复就不理想。有时白内障也会出现一些并发症，所以作为患者家属要充分了解术中及术后的并发症及可能出现的异常情况，配合医生治疗。在术前，患者还要注意休息，戒烟，戒酒，有全身疾病的患者要在内科医生的指导下，将血压、血糖、心脑血管指标等调整到最佳状况。术前常规点抗生素眼药水。白内障手术患者术前可以正常饮食，但不要吃得过饱。

如果孩子被诊断为先天性白内障，家长该怎么做呢？

先天性白内障往往从小就对孩子的身心发育造成影响，视功能不好一定程度上影响了孩子的活动及智力发育。有的合并全身其他器官畸形者，生活自理能力更差，往往需要家长付出更多的精力照顾。我们通常建议家长在以下几个方面加以注意：

（1）对于生活细节，家长多多留心。由于孩子自幼视力差，视功能发育不完善，因此，生活自理及自制能力相对较弱，对一些精细的东西及小玩具看不清楚，玩起来也显得笨手笨脚，动作迟缓，对一些条件反射也比较迟钝，不灵活。家长要深知孩子是由于视功能低下带来的这些问题，不但要从生活上给予特殊照顾，还要耐心、细致地引导，从简单到复杂慢慢锻炼，提高其生活能力，买一些大的颜色鲜艳的玩具，有意识地刺激孩子的视功能发育。尽量不让孩子觉得他们与其他孩子不同。

（2）理解孩子在学习上的困难，耐心帮助孩子提高学习成绩。有的家长，尤其是年轻的父母，"望子成龙""望女成凤"心切，整天把孩子关在家里学习，认为眼睛有缺陷，更应"笨鸟先飞"，不给孩子一点玩耍时间。其实这种做法往往会适得其反，孩子的成绩不但不会提高，反而会渐渐下降。正确的做法是：家长应帮助孩子安排好学习和玩耍的时间，合理安排休息，多方面、多渠道地激发其学习兴趣。自幼视力较差的孩子，听力和记忆力往往较佳，家长应抓住这个特点耐心诱导，刺激其智力发育，在学习用具及家庭学习环境方面，应尽可能满足其要求，提高学习的能力。多鼓励孩子，激发其学习兴趣。

（3）鼓励孩子积极参与集体活动及社会活动。白内障患儿由于视力较差，一定程度上限制了其活动能力。有的孩子不愿和别人交谈、玩耍，不愿参加集体活动，长此以往养成了一种孤僻、内向甚至古怪的性格。家长要主动带领其参加一些有意义的集体活动（游泳、参观等），在客人面前不要说孩子视力不好，或做过什么手术。要大胆、放手地让其做一些力所能及的事情，做错了或做坏了要耐心诱导，不要粗暴训斥，以免损伤孩子的自尊心。患有白内障的孩子心理会更加脆弱，多鼓励有助于提高孩子的自信心。

老年性白内障能预防吗？

白内障是中老年人常见眼科疾病之一，也是年长者常见的困扰。同时，由于目前大多数人使用眼的时间较过去都长，许多人都会碰上白内障问题。白内障的成因，除了遗传和生活方式等因素外，其他因素还不是非常明确，不过研究表明，有些因素是增加白内障发生的危险因素，其中包括：缺水、紫外线照射、大量吸烟、饮酒、吃刺激性食物、营养不良、外伤等。人眼的晶状体像照相机的镜头，在这些危险因素的刺激下，会加速氧化过程，引起晶状体混浊。晶状体一旦混浊了就会阻挡光线进入眼内，这种混浊的晶体称为白内障。白内障可引起视力严重减退，影响日常工作、生活和学习。因此做好白内障预防工作非常重要。

（1）注意补充水分，养成每天喝水的好习惯。眼内的晶状体也是个活体结构，在不断进行着代谢，水分在其代谢和保持透明过程中起着重要作用。老年人体内缺水，是导致晶状体变混浊的原因之一。因此，让自己养成多饮水的习惯，白开水、茶水都喝；最好买一个榨汁机，自己制造鲜果汁，既补充了水分，又补充了维生素。特别注意防止腹泻、呕吐、大量出汗，那会造成脱水，对晶状体不利。

（2）不要让强光、紫外线伤害眼睛。常言道"惹不起，躲得起"。强光特别是太阳光紫外线对晶状体损害较重，照射时间越长，患白内障的可能性越大。为避免暴露在强烈阳光下，需要一顶遮阳帽和一只深色墨镜，外出时，特别是旅游、室外游泳时，用来遮蔽紫外线。夏季中午紫外线最强烈时最好不要出门。

（3）平衡饮食结构，多补充蛋白质和维生素A。眼球的角膜、晶状体和视网膜都需要蛋白质和维生素A，缺乏时会引起角膜病变、白内障、夜盲症等眼病。逐渐养成吃瘦肉、鱼类、蛋类的习惯，更要多吃乳类和大豆制品，因为其中的蛋白质丰富而质优；还要常吃点鸡肝、羊肝、猪肝、胡萝卜、蒜薹、香菜、油菜、菠菜等食物以及食用油，因为维生素A要溶解在油脂内才能吸收。

（4）多吃含有维生素C的食物。人眼中维生素C的含量比血液中高出30倍。随着年龄增长，维生素C含量明显下降，晶状体营养不良，久而久之引起晶状体变性，维生素C还能减弱光线的氧化作用对晶状体的损害，具有防止老年性白内障形成的作用。榨汁机可以帮你的忙，各种水果，经它一搅，就成了维生素C丰富、味道鲜美的原汁饮料，既补水又补维生素，必要时还可以补充维生素C营养剂。

（5）含有B族维生素的食物也可以预防白内障。B族维生素是参与包括视神经在内的神经细胞代谢的重要物质，并有保护眼睑、结膜、球结膜和角膜的作用。缺乏或不足时，易使眼睛干涩、球结膜充血、眼睑发炎、畏光、视物模糊、视力疲劳，甚至发生视神经炎症。含B族维生素较丰富的食物有花生、豆类、小米、动物内脏、肉类、蛋类、鱼类、米糠、豌豆等。番茄、橘子、香蕉、葡萄、梨、核桃、栗子、猕猴桃等水果中B族维生素含量也很高，另外，还可多吃燕麦、玉米等粗粮。

（6）补充微量元素。微量元素在人体内含量虽然不到体重的万分之一，但新陈代谢没有它们就无法进行，其中有些微量元素对眼睛的影响重大。缺锌影响维生素A的运转，引起视网膜视紫质合成障碍，暗适应减弱。锌还能增加视觉神经的敏感度，锌摄入不足时，锥状细胞的视色素合成就会出现障碍，从而影响辨色功能。食物中牡蛎含锌量最高，肝、奶酪、花生等也是锌的丰富来源。硒参与眼球肌肉、瞳孔的活动，是维持视力的一种重要元素。含硒较多的食物有鱼、家禽、大白菜、萝卜、蒜苗等。钼是眼睛虹膜的重要营养成分，在大豆、扁豆、萝卜缨中含量较高。钼不足时，影响胰岛素调节功能，会使血糖升高，造成眼球晶状体房水渗透压上升，屈光度增加而导致近视。含钼丰富的食物有糙米、牛肉、蘑菇、葡萄和蔬菜等。钙和磷缺乏易发生视神经疲劳、注意力分散，引起和加重各种眼科疾病。含钙和磷丰富的食物有排骨、肉、乳品、豆类、新鲜蔬菜和鱼、虾、蟹等。

（7）少量地服用阿司匹林可能对老年性白内障有帮助。老年性白内障患者体内氨基酸水平往往升高，其中色氨酸是唯一能与血浆蛋白结合的氨基酸。色氨酸及其代谢产物与晶状体蛋白结合变为棕黄色物质在晶状体内沉积，形成白内障。而阿司匹林与色氨酸竞争，与晶状体蛋白结合，从而使晶状体内色氨酸水平下降。服用阿司匹林应在专科医生的指导下，每天在100mg以内，既不会引起胃肠症状，又可达到防治白内障和血黏稠一箭双雕的目的。

（8）注意眼睛的防护，防止机械性、放射线性损伤。家长及老师要经常教育儿童不要用锐器打闹，不要玩危险玩具，不要拿刀、树枝互相打闹，节日不要燃放烟花爆竹，防止发生意外。改善生产设备、加强防护措施是预防眼外伤重要的因素。严格遵守操作规程，工作时要加强自身保护意识，戴上保护面罩或防护眼镜，避免机械性及放射性损伤发生。

（9）用眼应以不觉疲倦为度，并注意正确的用眼姿势，距离正确，光源是否充足等。每用眼1小时左右，让眼睛放松一下，如闭眼养神、走动、望天空或远方等，使眼睛得到休息。尽量不要长时间在昏暗环境中工作。

（10）坚持定期按摩眼部。可做眼保健操进行眼部穴位按摩，如按摩睛明、攒竹、瞳子髎、太阳、翳风等穴位。通过按摩，可加速眼部血液循环，增加房水中的免疫因子，提高眼球自身免疫力，从而延缓晶状体混浊的发展。

（11）保持心情舒畅。要避免过度情绪激动，保持心情舒畅，保证全身气血流通顺畅，提高机体抗病能力。

糖尿病患者该如何预防白内障？

糖尿病是极容易发生并发症的疾病，往往其并发症会比糖尿病本身带给患者更大困扰。同时，它也是导致白内障的危险因素之一。白内障也是糖尿病患者视力损害的最常见原因，其次是眼底黄斑病变。动物实验已经证实，高血糖在体内和体外试验中均可导致白内障。糖尿病性白内障可分为两类：一是真性糖尿病性白内障。主要由晶状体的渗透性水分过多所致，临床比较少见。多发生于青少年严重糖尿病患者。二是糖尿病患者伴发的老年性白内障。一般认为老年性白内障在糖尿病患者中比非糖尿病患者发病率高，发生的年龄也较早，且白内障成熟较快。糖尿病性白内障的治疗有两种方法：一是控制好糖尿病。很好地控制糖尿病具有预防白内障发生或发展的作用，而持续高血糖可加速白内障的进展。二是手术治疗。糖尿病患者的白内障一旦成熟，手术疗法是最终选择。但术前必须使糖尿病得到满意的控制，并使体内存在的感染病灶及高血压得到适当的治疗。

糖尿病并发的白内障可以预防吗？答案是肯定的。糖尿病并发白内障，主要是由于体内胰岛素缺乏或者体内某些酶（如半乳糖激酶）的活性降低，血糖浓度增高，导致眼内房水的渗透压增高，晶状体纤维肿胀，进而断裂、崩解，最终晶状体完全混浊。目前对糖尿病性白内障，尤其是先天性半乳糖激酶缺乏所致的白内障，它的发生机理比较清楚，如早期发现，治疗较有效。在早期半乳糖性白内障中，可使用醛糖还原酶的抑制剂，以阻止半乳糖性白内障的病情进一步发展，在一定程度上还有使病情逆转的作用，即混浊的晶状体可能变得清晰透明起来。目前正在研究醛糖还原酶抑制剂，只是效果还未达到理想的水平。不过已患糖尿病的人，只要按医生的嘱咐进行正规、系统的治疗，把血糖浓度控制在正常范围内，就能使发生白内障和其他眼底病的机会减少，如果出现白内障，只要糖尿病控制得好，治疗是有希望的，临床有很多这样的患者在血糖得到控制后，手术做得非常成功。

怎样预防先天性白内障？

大家都知道白内障是一种老年人易患的致盲性眼病，经过手术治疗，视力可以得到改善，效果比较满意。如果白内障发生在孩子身上呢？怎样发现并治疗？更重要的是如何有效预防，让孩子看到一个清晰的大千世界。

先天性白内障是指出生前后即存在或出生后1年内逐渐形成的晶状体部分或全部混浊。它是严重影响婴幼儿视力发育的常见眼病，是在胚胎发育过程中，晶状体生长发育发生障碍的结果。先天性白内障在新生儿中的患病率为0.4%，有文献报道婴幼儿盲目中有22%~30%与先天性白内障相关。因此预防先天性白内障，提倡优生优育是非常重要的事。

（1）从妊娠期开始认真预防白内障。某些类型先天性白内障可能对患儿的视力造成重大影响，所以预防先天性白内障的发生非常重要。家族遗传性对白内障的发生有着非常大的影响。现代科学研究表明，先天性白内障中有30%~50%具有遗传性。其中常染色体显性遗传最为常见，约占73%；常染色体隐性遗传的白内障较为少见，多与近亲婚配有关，近亲婚配后代的先天性白内障发病率要比随机婚配后代的发病率高10倍以上。其次，环境因素的影响是引起先天性白内障的另一重要原因，约占先天性白内障的30%。主要是指母体或胎儿的全身病变对晶状体所造成的损害，如母亲在妊娠前3个月内患病毒性感染（如风疹、疱疹、麻疹、水痘、腮腺炎）、甲状腺机能不足、营养不良、维生素缺乏等均可致先天性白内障。胎儿最后3个月的发育障碍也是先天性白内障的另一个常见原因。妊娠期营养不良，盆腔受放射线照射，服用某些药物（如大剂量四环素、激素、水杨酸制剂等），妊娠期患系统性疾病（严重心脏病、肾病、糖尿病、贫血、甲状腺功能亢进症等）以及维生素D缺乏等，均可造成胎儿的晶状体混浊。另外，约有1/3的先天性白内障原因不明，即特发性白内障，多为散发病例。因此要加强妊娠期保健。母亲怀孕期间，尤其是前6个月内，要杜绝不良生活习惯，如吸烟及被动吸烟、饮酒等，避免过度劳累，保持充足睡眠，预防感冒和其他传染病发生，减少病毒感染的机会；尽可能避免用药；怀孕期间应注意加强营养，补充维生素和钙剂。一旦有不适现象要及时到医院检查，合理安排治疗，以免耽误孩子的病情。

（2）注意观察孩子日常活动有无异常，发现白内障及时治疗。先天性白内障绝大部分不影响视力，也无任何感觉，故不需特殊处理。但一些严重的先天性白内障患儿，如全白内障、绕核性白内障，对视力影响较大，需尽早发现并及时行白内障摘除手术，以免影响幼儿视功能的发育，导致弱视及眼球震颤。先天性白内障如果影响视力，发现得越早，治疗效果越好，因为早期摘除白内障可以使患儿的视网膜在早期受到光、图像的刺激，有利于正常发育。否则，因为长期接受不到图形刺激，极易影响视网膜功能发育，造成弱视。一旦错过最佳时期，即使摘除了白内障，视力也不会提高。但是由于婴幼儿不会诉说，所以难以早期发现，这就需要家长有耐心和观察能力。随着孩子的成长，正常的眼睛会随人、物的移动而动；如果完全没有视力，小儿的眼睛则呈凝视状态；若还有残余视力，小儿眼睛则表现为有时能追随目标，有时则不能。如果发现小儿不能注视，眼睛不能随着光线游走，抓不到眼前物品，甚至瞳仁发白，应尽早到医院眼科检查是否患有先天性白内障。对伴有眼部其他畸形（如先天性小眼球、小角膜及虹膜、脉络膜缺损和眼球震颤等）或智力发育不良者，一经发现眼睛有问题，要及时到眼科诊治。

随着医疗科技的发展，出生数月的婴儿白内障手术技术也已成熟。小儿白内障已经不再是治疗难题，只要充分做好准备，精心操作，就可以让孩子恢复较好视力。另外，一些先天性白内障患儿受当地医疗水平所限，错过了手术时机，甚至有些医生告知家长要等孩子长大后再手术。如此，即使以后手术成功也会因弱视不能恢复视力，影响孩子一生。所以，一旦发现孩子有白内障，最好是尽早治疗，尽早手术。

怎样预防外伤性白内障？

要教育幼儿不要接触剪刀、竹签等锋利尖锐的危险物品，在相互打闹、玩耍时要注意安全，不要伤及眼球，大人要加强对小孩的监护，避免外伤。成人在工作中注意安全防护，佩戴防护眼镜，防止异物飞入眼球，减少工作中的射线对眼睛的辐射，如有外伤及时到眼科诊治，以免延误病情。

白内障患者日常生活中有哪些注意事项？

多数慢性疾病与患者的生活环境、习惯、家庭、情绪以及职业等因素有着千丝万缕的联系，这些因素对疾病的发生、发展和转化都有影响，所以生活方面的调养对慢性病患者很有意义。老年性白内障作为一种老年人常见的慢性疾病，同样需要生活方面的调养。

一般认为，白内障患者在生活上应注意以下几个方面：

（1）起居要规律，注意劳逸结合，锻炼身体，尤其不要过度劳累。

（2）饮食结构平衡，多喝水，多吃水果、蔬菜。

（3）适当控制读写和看电视时间。阅读、写字和看电视时间应控制在1小时之内，每隔1小时应休息10~15分钟，或做眼保健操，也可以到户外活动几分钟。

（4）保证睡眠充足，有失眠症或神经衰弱者应用镇静安眠药或中成药调理。

（5）心胸要开阔，遇到不顺心的事或烦恼的家庭琐事要注意控制情绪，正确对待，保持愉快的心情。

（6）有屈光改变者，应到医院检查，配戴合适的眼镜。

（7）定期到医院行裂隙灯显微镜检查，观察白内障发展情况。若出现眼睛疼痛、发红、看灯光有彩色光环等症状，应及时到医院检查治疗。

先天性白内障术后如何护理康复？

孩子白内障手术出院后只是外科治疗的结束，并不意味机体完全康复，因此，出院后应注意以下问题，做好家庭护理。

目前，由于显微手术的开展，缝针技术的改进，超声乳化的应用，白内障术后伤口对合得比较严密，并发症已大大减少。但因小儿生性好动，术后打针换药不予配合，故术后仍应重视护理，以免产生并发症。

术后，应让孩子尽可能多卧床休息，保持孩子情绪稳定，避免哭闹，多休息。避免头部过多地活动，避免剧烈地奔跑、蹦跳，避免孩子奔走时撞伤眼睛，或用手用力地揉搓眼睛。术后应给予较柔软的食物，如有咳嗽、便秘者，应给予药物缓解。每天要按照医生的要求观察孩子的眼睛，按照要求用药，注意有无眼睑的红肿，分泌物的多少等。术后应用眼罩，保护眼球以避免撞伤等。1周内最好不要看书、看电视，1周后随着伤口愈合逐渐恢复正常。

同时也要注意饮食卫生，孩子出院后要注意补充营养，一般没什么特殊禁忌，但应食用营养高、易消化的食品，如瘦肉、鱼、鸡蛋、水果和各种蔬菜等，并给予易消化的软食，如馄饨、面条、稀饭等。饮食要新鲜，符合卫生学要求，以防腹泻。小儿要控制零食、饮料，不要食用不清洁、过期或含色素及添加剂较多的零食。术后注意患儿的体温，若体温增高，应及时查明原因。出院后按照医生要求定期到医院复查，一般手术后1周、1个月及3个月应到医院进行复查。

老年性白内障术后如何护理康复？

白内障是老年人致盲的主要眼病之一。当晶状体混浊影响工作或生活时，则需手术治疗，术后回家休养，一定要做好家庭护理。

（1）手术后当天，手术眼要包盖，目的是使眼球减少转动，使眼睛得到充分的休息。术后，除吃饭、上厕所外，一般都要卧床静养，特别要注意别磕碰术眼，以免造成前房积血，眼压升高等并发症。

（2）术后第2天，可去掉手术眼纱布，患者虽能生活自理，但仍以减少活动为主。有的患者术眼有异物感、流泪等，均属正常现象。如眼睛疼痛明显，合并头痛、恶心等症状，要及时到医院就诊。

（3）要按照医生要求，按时点抗生素眼药水，点眼药水时要把手洗干净，眼药瓶尖不要接触眼睛，每次1滴即可。

（4）白内障手术后2周内不要让脏水或肥皂水进入眼内，1月内不要对手术眼施加压力（揉眼）。

（5）老年人白内障手术以后要预防外伤。年龄大，行动不便，容易碰伤，要照顾好老人的生活起居。

（6）注意测体温、脉搏，如有发热且超过38℃者应查明原因并做适当处理。

（7）老年人胃肠蠕动减慢，容易引起便秘，因此，术后需吃易消化的食物及新鲜蔬菜、水果。术前、术后可用缓泻药，如开塞露等，以防排便时用力过猛，使眼睛局部伤口出血和伤口开裂。

（8）白内障超声乳化手术一般不缝线，个别白内障手术患者可能缝线。

需要拆除缝线的，拆线后局部应给予抗生素眼药水点眼，每日3次，以预防感染。年龄大，点药时要注意卫生，将手洗干净，最好让家人帮助点眼。

（9）白内障手术后3个月内视力不稳定，有波动。一般3个月后，可到眼科进行验光配自己需要看远或看近的眼镜。

（10）白内障手术后极少数患者在半年以后视力下降，又长了白内障，这叫后发性白内障，只要做YAG激光治疗就能恢复。

除此之外，患者还应保持心情开朗，正确对待日常生活中的各种刺激，保证睡眠，预防感冒、咳嗽，咳嗽厉害时，要服镇咳药，以免影响伤口的正常愈合。

哪些是白内障患者的良好生活习惯？

俗话说，眼睛是心灵的窗户，通过眼睛人们可以看到五彩缤纷的世界，获取外界信息。但在生活中，有很多人因为人为或疾病原因患上严重的眼科疾病，视力受到影响。这其中，老年人是最大的群体，据悉在我国1200万视力残疾人当中，约有800万是老年人。步入45岁以后，人体部分功能逐步退化。由于晶状体老化失去弹性，调适能力降低，导致看近物时模糊，老年人中的白内障、青光眼发病率增加。随着近年来糖尿病发病率的不断上升，病程在20年以上的患者，有70%可出现视网膜病变，这些老年性眼病危害着老年人的健康。据统计，60~80岁白内障发病率近80%，而90岁以上老人白内障发病率则高达90%以上，失明率亦随年龄增加而上升。

多数慢性疾病与患者的生活环境、习惯、家庭、情绪以及职业等因素有着千丝万缕的联系，这些因素对疾病的发生、发展和转化都有影响，所以生活方面的调养对慢性病患者很有意义。老年性白内障作为一种老年人常见的慢性疾病，同样需要生活方面的调养。

对于已经患上白内障的老年人，饮食调节很重要，白内障是老年人眼睛的常见病，患这种眼病与影响晶状体代谢的因素有关，如缺氧、脱水及维生素C、氨基酸、锌、硒等的缺乏有关。患白内障的老年人应多食富含上述物质的食物，注意多吃胡萝卜、葡萄、柠檬、香蕉、苹果、杏、西红柿和鱼眼，忌食烟、酒和辛辣、油腻的食物。为了防止眼压的升高，应多吃富含维生素 E 和维生素 B_1 的食物，如蛋黄、植物油、黄豆、瘦猪肉等，少吃油腻食物。天热时节，老年人可常吃些"清热明目"的饮食，如菊花茶、竹叶汤、苦瓜汤、生拌苦瓜等，以防止眼组织感染。

近年来越来越多的早期患者希望求助于中医治疗，而在多年的临床探索过程中，中医确能起到稳定病情、延缓白内障进程的作用。如肝肾阴虚者可服用杞菊地黄丸，有补益肝肾，益精明目作用；脾虚气弱者服用补中益气丸，能补脾益气明目；而阴虚阳亢者则可服用石斛夜光丸，以滋阴明目，平肝息风。上述的丸药口服，每次 10g，每日 2 次，饭后 2 小时温开水送服，3 个月为 1 个疗程，停药 1 个月再继续下一疗程。同时还可配珍珠明目滴眼液滴眼，每次 1~2 滴，每日 6~8 次。3 个月为 1 个疗程，停药 1 个月再继续下一疗程。除了内服药物和滴眼液，针刺疗法也适合于早期患者，常用的穴位有睛明、球后、攒竹、鱼腰、合谷、足三里、三阴交。每日或隔日治疗 1 次，每次选 2~3 个穴位，以 10 次为 1 个疗程。

老年人眼组织抗病力差，炎热季节容易发生细菌和病毒感染，应及时防治眼部感染，如不及时治疗，会造成视力骤减。初期炎症表现为眼睛发胀、轻微痒痛等不被人注意症状。医生建议可采用广谱抗生素水溶液点眼，要停止用眼，多作闭目休息等，若无明显改善，应及时请眼科专家诊治。不要用手指揉眼，这样易损伤眼睛，加重炎症。

注意光线适宜，光线太强会刺激视觉，造成瞳孔持续收缩，容易疲劳；光线太弱，瞳孔则会持续放大，也易疲劳。夏天太阳直射，紫外线较强烈易损伤视力，因此要防止太阳直射，出门尽量保护好自己的眼睛，以免眼睛受到侵害。

如何应对日光照射对白内障发病的影响？

夏日炎炎，强光刺眼，经常外出尤其是户外工作的人，特别要注意保护自己的眼睛，否则等到年纪大了眼睛出现了白内障，则悔之晚矣。医学研究已经证实，强烈的阳光和紫外线照射是发生白内障的重要危险因素，年龄越大，发生白内障的危险性也越大。到了夏季，除了选择合适的太阳镜保护眼睛外，在饮食上也应该有所调整。

现在，大家已经比较了解紫外线对皮肤的损伤，很多人平时也选择防晒霜来减少这种伤害。但很少有人知道紫外线对我们眼睛造成的伤害也不小。世界卫生组织估计，每年约有1600万人因白内障而失明，其中约20%与过度暴晒在太阳下，长期与阳光接触有关。

人的眼睛接触到紫外线时，首先会被眼球表面的角膜吸收一部分，然后晶状体吸收一大部分，但仍有1%的紫外线到达眼底的视网膜上。当人们长时间接触强烈日光照射时，眼睛就会产生异物感，而且角膜会充血发炎，久而久之，就会发生晶状体混浊，导致视力下降，甚至导致白内障和失明。

紫外线的主要来源是太阳光，其次是电视电脑，随着近年来环境污染不断破坏臭氧层，紫外线越来越强烈，所以紫外线对眼睛的损伤要引起足够的重视。而且因为这种损伤是长期的、日积月累的，所以长期的预防和保护眼睛就更为重要。

要预防紫外线的损伤，最好就是避免紫外线的直接照射，归纳成以下几个小细节：

（1）每天十点到十四点之间是太阳光最强烈的时候，这个时候最好减少外出。

（2）如果长期从事户外工作，应戴太阳镜，或者戴帽子，打遮阳伞。

（3）一些需要接触紫外线的特殊工作如电焊，需佩戴防护面罩或眼镜。

（4）常吃"清热明目"饮食，如菊花茶、枸杞子、竹叶汤、苦瓜汤。

（5）少吃辛辣、油腻食物。

（6）少喝酒，最好不要吸烟，因为吸烟产生的氧自由基会破坏晶状体，易引发和加重白内障。

（7）虽然夏天出汗较多，但补盐要适量，不能过多。因摄入含盐量过高的食物会增加患白内障的概率。

（8）足量饮水同样关键，夏天气温高，出汗多，人体很容易缺水。眼睛内的晶状体为活体结构，不断地进行着代谢，水在其代谢和保持透明过程中起着重要作用。如果体内缺水，可引起眼晶状体蛋白质变性，最终造成晶状体混浊而致白内障。喝水最好是白开水，也可以喝茶水。有研究表明，适量饮茶对晶状体具有一定的保护作用。

（9）秋季的温度虽然不如夏季那么高了，但紫外线照射依然非常强烈，所以秋季防紫外线依然要重视。

如何应对吸烟、饮酒对白内障发病的影响？

在临床上，我们称晶状体混浊的疾病为白内障。晶状体本身透明，无血管，它通过晶状体囊膜吸收房水中的营养物质并排除新陈代谢产物，如果房水成分或晶状体囊膜的渗透性发生变化，或某些因素影响到它的新陈代谢过程，都可以引起晶状体蛋白质变性，纤维间出现水隙、空泡、细胞上皮增生等改变，透明晶状体变为混浊即形成白内障。

人们知道长期吸烟可导致肺癌，却很少有人知道吸烟也会导致白内障。有研究表明长期吸烟者白内障的发生率明显高于不吸烟者，吸烟斗者更为明显。

根据国外对1029名志愿者的调查，对于每天吸烟15~24支以上的中度吸烟者，吸烟与核性白内障有统计学相关。与不吸烟者相比，每天吸烟14支以下的轻度吸烟者晶状体核性混浊的相对危险性为2.5，中度或过去重度吸烟者晶状体核性混浊的相对危险性为2.7，重度吸烟者晶状体核性混浊的相对危险性为3.0。

研究结果表明，早期晶状体混浊与吸烟量有内在的联系，中、重度吸烟者发生晶状体混浊的危险性依次增加。大量吸烟的中年者，发生早期晶状体混浊的危险性比不吸烟者大于2倍。这些都说明吸烟是白内障发生的危险因素。

饮酒会加速氧化作用，近年来的许多研究都提示，眼组织内活性氧、氧自由基的增加，抗氧化防御系统削弱，可能成为白内障的主要原因之一。

现已得知，当体内氧被还原时获得电子数不同而形成多种不同的产物，这些产物如超氧化阴离子、羟自由基、过氧化氢等具有较强的氧化活性，这些活性氧可使晶状体蛋白损伤而导致晶状体混浊。

所以，白内障患者应尽量避免饮酒，如果饮酒，也最好是少量红酒，因为红酒中含有抗氧化物质，可对抗乙醇（酒精）对眼睛的伤害，同时可以饮茶、多吃水果、补充维生素，如能完全避免则更佳。

如何应对营养不良对白内障发病的影响？

在一项群体研究中，法国科研人员研究了蛋白质营养标志物（血浆白蛋白和甲状腺转运蛋白）与60~95岁人群患白内障之间的相关性。结果发现，血浆白蛋白浓度和甲状腺转运蛋白浓度最低的患者白内障发病率几乎升高了50%。白蛋白水平低与混合性白内障之间的相关性最强，甲状腺转运蛋白降低与混合性白内障之间也有明显相关性。白内障与甲状腺转运蛋白水平低有关。其他类型白内障与蛋白质缺乏之间没有明显相关性。此外，白蛋白和甲状腺转运蛋白都降低的患者白内障发病危险性没有增加。研究者提出蛋白质摄入低可能会引发特异性氨基酸缺乏，而特异性氨基酸是维持晶状体健康所必需的，蛋白质营养不良可能会诱发白内障。

随着我国人口步入老龄化，老年人总数及比例持续上升。作为老年常见病之一的白内障也日益威胁老年人的健康。据统计60岁以上老人，患病率呈直线上升，80岁以上老人几乎都患有不同程度的白内障。

近年来，许多研究工作者通过大量实验室研究认为，白内障可能是许多因素的综合结果，晶状体氧化损伤是其形成的最初因素。晶状体本身有着一定的防御氧化损伤的功能，如晶状体中存在一些清除剂及其他一些有机物，可以清除某些特殊反应的中间产物，使晶状体免受损害；其中主要有维生素C、维生素E、β胡萝卜素、谷胱甘肽、维生素B_1、维生素B_2、泛酸等。此外，还有各种微量元素和矿物质亦参与晶状体蛋白质的代谢。一且这些维生素及有关成分缺乏，代谢紊乱，氧化蛋白质成分就会增加，晶状体逐渐混浊形成白内障。

总之，维生素及一些微量元素对防治白内障的形成与发展有相当重要的作用，发现营养不良后，要注意以下4点：

（1）饮食有规律　有的人在饮食上不能控制自己，遇到好吃的就猛吃一顿，不合口味的就饿一顿，这样就易造成胃的蠕动功能紊乱，进而使胃壁内的神经丛功能亢进，促进胃液的分泌，久而久之就会出现胃炎或胃溃疡。因此，饮食应该定时定量，千万不要暴饮暴食。本身消化功能不良的人应尽量做到定时进餐，每日可定时进食5~6次，进食量少，能减轻胃的负担，避免胃部过度扩张；进餐次数多，可使胃中经常存有少量食物，以中和胃内过多的胃酸。病情严重的人最好食用营养丰富、又易于消化的松软食品，如面条、米粥、牛奶等，如果有条件，还可多吃点蜂蜜，因为蜂蜜有抑制胃酸分泌、促进溃疡愈合的功能。

（2）注意饮食卫生　吃饭时一定要细嚼慢咽，使食物在口腔内得到充分的磨切，并与唾液混合，这样可以减轻胃的负担，使食物更易于消化。此外，应尽量少吃刺激性食品，更不能饮酒和吸烟。烟酒对胃的危害很大。烟草中的尼古丁对胃的刺激作用，会使胃容物排出延迟，进而引起胃酸分泌增加，造成胃炎、胃溃疡的病情加重。饮酒，特别是空腹饮酒对胃病患者的损害就更大，因为酒中乙醇对胃黏膜有非常大的刺激作用，胃受到刺激后会出现较强的收缩、扩张等运动，这极容易造成胃出血或胃溃疡部位的穿孔，以致出现生命危险。

（3）保持精神愉快　消化系统是否健康与精神因素有很大关系。过度的精神刺激，如长期紧张、恐惧、悲伤、抑郁等都会引起大脑皮层的功能失调，促进迷走神经功能紊乱，导致胃壁血管痉挛性收缩，进而诱发胃炎、胃溃疡。因此，平时要精神愉快、性格开朗、意志坚强，并善于从困境中解脱自己。

（4）白内障患者平时应多食用富含蛋白质和维生素的食物，少吃油腻食物。家中有白内障患儿的家长，要注意培养孩子的饮食兴趣，及时纠正偏食习惯。而老年人由于生理功能的退化，包括牙齿脱落，食欲减退，消化与吸收功能下降，导致营养总体摄入量减少。因此老年人应多吃含维生素及矿物质丰富的水果，特别是苹果、橙子、草莓、鲜枣等含维生素C丰富的水果，以及富含谷胱甘肽的西红柿等蔬菜，并额外补充一些维生素营养制剂，全面补充人体每日所需营养素，为自己带来光明的明天。

如果是消化不良引起的营养吸收困难，在这里有几道食疗药膳可以参考：

（1）板栗炖母鸡　原料：板栗500g，柴母鸡1只（农村散养）约1000g，料酒3匙，姜3片，水1500ml，盐适量。制法：先将母鸡宰杀，去毛，剖腹去肠、内杂，剪去爪尖，洗净，切成块待用。再将板栗洗净，切口，放入开水锅中煮2分钟，口裂体胀为宜，剥去皮壳。最后在锅内装入鸡块、栗子、姜片、料酒，水煮开，改用温火炖2小时，鸡肉烂后加食盐适量即可。这道药膳的功效是健脾益肾，对慢性肠胃炎效果还是不错的。

（2）桂圆松子仁汤　原料：桂圆40g，松子仁20g，白糖适量。制法：将桂圆去壳后洗净，松子仁洗净，两者共入锅中，加水适量，用中火烧开，改用温火煮10分钟，加白糖，过约10秒钟关火即成。桂圆肉能补脾益胃、养血安神、益心补气。松子仁能滋阴、息风、润肺。两者共食，更能起到养胃滋补的作用。

（3）香菇粥　原料：小米50g，香菇50g。制法：先煮小米粥，取其汤液，再与香菇同煮。每日服3次，持续服用有效。这种粥大益胃气，适用于气虚食少，有开胃助食的效果。

（4）猪脾粥　原料：猪脾、猪胃各1具，粳米100g。制法：将猪脾、猪胃洗净切细，与米同煮为粥。猪脾粥可健脾益气。适用于脾胃气虚、不欲饮食、米谷不易消化者。

得了白内障后要忌口吗？

忌口就是忌食，它的本来的意思是说，得了某些疾病之后，就不能吃某些食品。如果不加禁忌，就会使病情加重，造成不良后果。中医药学非常重视疾病的忌口，关于眼病也有很多记载。例如，对于一些伴有红肿的眼病，禁吃"发食"。"发食"又叫"发物"，是指能使疾病急剧发作的食物，包括有鸡头肉、猪头肉、羊肉、虾、蟹、鱼类、海鲜等动物性食品，竹笋、芥菜、苜蓿、雪里蕻等蔬菜，葱、姜、韭菜、蒜、辣椒等刺激性食品，以及各种酒类。如果不加注意，犯了禁忌，吃了这些东西，就会引起眼病急剧发作，红肿加重。又如眼底病多属阴虚，也不宜吃辛辣和其他刺激性食品。

糖尿性眼病患者应当忌各种甜食品，视网膜动脉硬化患者不宜吃动物内脏，这实际上也属于忌口的范围。

此外，还有食品之间，以及食品和药物之间的配伍禁忌，例如：鸡肉忌黄鳝，蜂蜜忌葱，甘草、黄连忌猪肉，茯苓忌醋，服补血药时不宜饮茶等，也应当引起注意，以免影响眼病的食疗效果，甚至出现不良反应。

忌口问题虽然重要，但也要严格掌握，不能滥用。不应忌口的，就不必忌口。如果必须要忌口时，应当改用其他种食品，补偿体内正常物质代谢的需要，以免造成营养不良。

白内障患者应尽量避免食用以下食物：

（1）脂肪含量高的食品，例如人造脂肪、人造黄油、动物脂肪、油炸食品，因为这些食物会加速氧化反应，引起晶状体混浊。

（2）含乳糖丰富的乳制品，包括全脂奶粉、牛奶、奶油、奶酪、冰淇淋等，因为它们当中含有的乳糖通过乳酸酶的作用，分解成半乳糖，而一些人对半乳糖的代谢能力差。另外，半乳糖会干扰奶制品中维生素 B_2 的利用，使其沉积在老年人眼睛的晶状体上，蛋白质易发生变性，导致晶状体透明度降低，容易诱发或加重白内障。

还有一些调味剂也不要过多摄入：

（1）大蒜　有资料记载，平时爱吃大蒜的人到了五六十岁往往感觉眼睛模糊、视力下降、耳鸣、头重脚轻、记忆力明显减退。还有患近视眼或其他眼病的人，虽然正在服用中药治疗，但没有忌大蒜，结果往往疗效不佳。中医对忌口比较讲究，眼病患者在治疗时必须忌蒜、洋葱、葱、韭、生姜和辣椒等刺激性食物，否则会影响疗效。在夏、秋季吃大量大蒜对眼的影响最大。

（2）盐　澳大利亚学者发现，大量食用盐的人增加了患白内障的危险。他们在研究中发现，摄入高水平钠的人，比摄入低水平钠的人患白内障的概率增加两倍，而这种白内障，是视觉上带来危害最严重的一种白内障。研究人员调查了3000名49~97岁的成人，并要求他们填写一份食物问卷。其中，160名患者患有较晚期白内障，970人患有与钠无关的其他类型白内障。研究小组还发现，摄取高剂量盐的人除了易患白内障，还易患糖尿病、高血压。该调查中还发现盐的摄取与白内障有关，而在以往的动物和人的试验中也有证据表明：盐和白内障有一定关系。

（3）味精　炒菜放味精，对于我们每个家庭来说已经司空见惯了，可是，有一项研究表明，吃太多味精，有可能导致失明。据日本虹桥大学的研究员发现，如果在日常饮食中给老鼠添加大量味精，老鼠的视力会下降，视网膜会变薄。此前已有研究发现，直接吃的食物中含有味精也会对眼睛造成损伤，尽管研究人员表示，味精用量少一点应该没什么问题，但味精多少量是临界线，依然是个未知数。尽管实验中的食物里的味精含量非常高，而人们饮食中味精的用量比较少，但一年365天，天天吃味精，也有可能产生同样的结果。

白内障手术后要忌口吗？

如果手术是传统的白内障囊内摘除术，因为切口比较大，除了不能有剧烈运动以保证切口愈合外，饮食上要求食用易于消化的半流质或软食。吃饭时不要过急或过快，饭菜上要求不能过凉或过热，要可口；要注意饮食卫生，避免引起胃肠不适，以防剧烈恶心、呕吐对伤口愈合造成不利。

如果是现代白内障囊外摘除和人工晶体植入术，手术切口小，术后即可正常进食。当然要注意食品的卫生，保持平时进食量即可，不必特意增加营养补品之类。要注意不能吃难以咀嚼的硬性食物，不吃辛辣刺激食物，不吸烟喝酒。在康复期间饮食宜清淡，蛋白质可略丰富些。探望患者可送些富含维生素C的水果等，有咳嗽病史的患者可送些梨，因为它有润肺、化痰、止咳、退热、降火等功效。有便秘史者可送些香蕉，因为它有润肠通便的作用。

尤其是糖尿病患者，在白内障手术后要坚持控制饮食，不能因滋补而破坏饮食计划，特别是有些患者好不容易才把血糖降下来，使白内障手术得以进行。而在术后成功后，血糖稳定有利于伤口的恢复，所以在饮食上放松控制是万万不可的。

哪些食物有利于白内障手术后的康复？

饮食不宜偏嗜。甜味饮食不宜过多。若能适当选用瘦肉或鲜鱼熬汤，味鲜而微咸，既含营养又能增进食欲，使患者很快康复。

饮食不宜精细。术后患者常以高蛋白质、高热量的饮食为主，而忽略了维生素的摄入，因机体的修复是需要各种营养的，尤其是粗纤维，对手术后卧床的患者，能起到增进胃肠活动，保持大便通畅的作用。因此，饮食中要配以一定量的蔬菜，尤以绿叶蔬菜为佳。

术后可吃些清补的东西，大枣粥、燕窝以及新鲜蔬菜等；伤口的愈合需要合理充足的营养，尤其是优质蛋白质、锌、铁等微量元素及B族维生素、维生素C等，是伤口愈合的必需营养物质。含优质蛋白质的食品是禽、畜、鱼、蛋、奶等动物性食品，而且动物性食品含丰富微量元素及B族维生素，利于伤口愈合。

水果含丰富的维生素及矿物质，特别是苹果、橙子、草莓、鲜枣等含有丰富的维生素C，维生素C能促进胶原形成，加快伤口愈合。

所以，手术后需及时补充充足均衡的营养，尤其要注重优质蛋白质、维生素和微量元素的补充。瘦肉、鸡、乳鸽、鸡蛋、牛奶、牡蛎、生鱼、田七乳鸽汤、红枣枸杞乌鸡汤、酸枣仁猪肝汤等有利于术后的康复。

中医认为白内障主要由于肝、脾、肾三脏功能失调，气血亏损，晶状体营养不良而引起。根据这一论点，可选用具有健脾、补肾、养肝功能的食物，如芹菜、芋芳、土豆、莲藕、竹笋、鳝鱼、鳜鱼、龙眼、葡萄、山楂、猪肉（瘦）、兔肉、山药、山芋、豇豆、扁豆、豌豆等。羊肉、鳖甲、乌龟、桑椹等具有养肝作用。其他如鸡、鹅、鸭等动物肉类都能补脏腑气血，也可作为本病的食疗。

同时，因本病晶状体内葡萄糖浓度增加而出现糖代谢紊乱，因而在饮食方面，宜少吃糖类食品。至于烟、酒及高胆固醇食物亦宜少饮、少吃。

白内障术后患者进食时间不宜过早，一般在白内障手术后2小时开始进食。开始进食量要少，以后逐渐增加，每餐以八成饱为宜。手术后应食用营养丰富，易于消化的食物。对于年老体弱者，要食容易消化的食物。而对于身体状况好的患者，在病情稳定好转时，可给普通饮食。

白内障患儿的饮食有哪些要求？

发现孩子患白内障后，不要惊慌，只要及早治疗不会对孩子造成大的影响。先天性白内障患儿常常合并眼部其他结构及全身其他部位的发育障碍，可以是单眼发生也可以是双眼受累，少数有智力缺陷，也有的发育缓慢，且常常并发全身营养不良。因此，从小注意白内障患儿的营养，了解其喂养的特殊性是非常重要的。具体注意事项如下：

（1）促进孩子对食物的兴趣，注意营养平衡。由于孩子的视力差，视觉敏感度低，对周围的事物反应较慢，漠不关心，饮食上也是一样，如何提高孩子的饮食兴趣呢？除应当经常变换饭菜的花样外，注意饭菜的色调变化也是很重要的，要多做孩子能自己取拿，自己挑选的颜色鲜艳的食品，也可以购买或做成各种动物模样、形状各异的成品或半成品，供孩子自己选择；注意荤素搭配合理，花样也要不断翻新，以提高孩子的食欲。注意不要让孩子养成偏食挑食习惯。

（2）注意饮食卫生，多补充微量元素。先天性白内障患儿，尤其是伴有智力障碍者，每日应适当增加蛋白质的摄入，可多吃一些牛奶、瘦肉、猪肝、鱼、虾类；同时应适当增加维生素，多吃些蔬菜水果；买一些氨基酸类的补品，以促进其大脑的发育。另外，此类患儿生活自理能力差，家长应在饮食上多给予照顾，谨防进食过多或过少、腹泻、食物过敏。

（3）耐心照顾患儿，警惕消化不良。少数伴有大脑发育缓慢的白内障患儿，除智力发育迟缓外，往往消化能力也差，吃饭少而慢，偏食、挑食现象严重，导致全身营养障碍，因此在婴幼儿时期，家长应耐心细致地小心喂养，适当增加蛋白质、糖类食品，喂脂类食品要格外小心，可多买一些半成品、易消化的食物等。有的家长喂养孩子缺乏耐心，吃多吃少不闻不问，甚至撒手不管，顺其自然；也有的缺乏科学的喂养方法，不分场合，不注意时间，孩子醒后即喂，哭闹即喂，导致患儿消化能力减退。有此情况的家长，建议买一些婴儿营养方面的书籍，学习掌握科学喂养患儿的方法，避开喂养的误区。只要治疗及时、护理得当，相信您的小宝宝也将会与正常儿童一样开朗、快乐地成长。

附　录

白内障常用检查项目及临床意义

1. 血常规

检查项目	参考值	单位	临床意义
白细胞计数（WBC）	4~10	10^9/L	生理性白细胞增高多见于剧烈运动、进食后、妊娠后、新生儿 病理性白细胞增高多见于急性化脓性感染、尿毒症、白血病、组织损伤、急性出血等 病理性白细胞减少再生障碍性贫血、某些传染病、肝硬化、脾功能亢进、放疗化疗等
红细胞计数（RBC）	3.5~5.5	10^{12}/L	—
血红蛋白浓度（HB）	120~160	g/L	—
红细胞比容（Hct）	40~48	%	—
平均红细胞体积（MCV）	80~97	fL	—
平均红细胞血红蛋白含量（MCH）	26.5~33.5	pg	—
平均红细胞血红蛋白浓度（MCHC）	300~360	g/L	—
血小板计数（PLT）	100~300	10^9/L	血小板计数增高见于血小板增多症、脾切除后、急性感染、溶血、骨折等 血小板计数减少见于再生障碍性贫血、急性白血病、急性放射病、血小板减少性紫癜、脾功能亢进、尿毒症等
淋巴细胞比值（LY%）	17~48	%	—
单核细胞比例（MONO%）	4~10	%	—

续表

检查项目	参考值	单位	临床意义
中性粒细胞比例（NEUT%）	43~76	%	—
淋巴细胞计数（LY）	0.8~4.0	10^9/L	—
单核细胞计数（MONO）	0.3~0.8	10^9/L	—
中性粒细胞计数（NEUT）	1.2~6.8	10^9/L	—
红细胞分布宽度（RDW）	11~14.5	%	—
血小板体积分布宽度（PDW）	9~18	%	—
平均血小板体积（MPV）	7.4~12.5	fL	—
大血小板比例（P-LCR）	10~50	%	—

2. 尿常规

检查项目	正常值	临床意义
尿液颜色	淡黄色	红色为血尿：急性膀胱炎、泌尿道结石、肿瘤、肾结核乳白色（乳糜尿）、泌尿道化脓性感染 深黄色或红茶样：黄疸
尿透明度	清	混浊：有大量结晶、血液、脓液及乳糜尿时
尿酸碱度	酸性	了解尿液的酸碱度，对诊断某些肾脏或代谢性疾病可提供重要线索
红细胞	男：0，女：0~2（高倍视野）	增多：泌尿系结石、肾盂肾炎、结核、急性膀胱炎、泌尿系统肿瘤
白细胞	男：0~3，女：0~5（高倍视野）	增多：泌尿系统感染、结核
颗粒管型	无	持续多量出现于急、慢性肾炎
透明管型	无或偶见	肾炎、肾盂肾炎、发热性疾病有时少量出现
蛋白	阴性	阳性：肾炎、慢性肾炎、泌尿系统感染、高热、肾结核
糖	阴性	阳性：糖尿病
酮体	阴性	阳性：过度饥饿、严重糖尿病
尿胆素原	定性：弱阳性（1:20稀释后阴性），记作（±）定量：男：0.30~3.55μmol/L。女：0.00~2.64μmol/L 儿童：0.13~2.30μmol/L	大于正常见于肝炎、肝癌等引起的黄疸及溶血性黄疸
胆红素	阴性	阳性：阻塞性黄疸

3. 肝功能

检查项目	参考值	单位	临床意义
总蛋白	60~80	g/L	减少：长期腹泻、慢性肝病、肝硬化、肾病综合征、慢性消耗性疾病以及营养不良 增高：高渗性失水、多发性骨髓瘤、某些急慢性感染所致高球蛋白血症等
球蛋白	20~29	g/L	减少：出生后至3岁，球蛋白呈生理性降低。增高：疟疾、失水、结核病、风湿热、肝硬化、淋巴瘤等
白蛋白	40~55	g/L	减低：肝病、肾功能衰竭、少数营养不良等。增加：当患者脱水时，导致血液浓缩等
谷草转氨酶	0~50	U/L	增高：各种肾炎、心肌炎、肺炎等亦可轻度升高
谷丙转氨酶	0~40	U/L	增高：心肌炎、急性胰腺炎、胆石症、急性心肌梗死、肺梗死等。孕妇、熬夜、过度劳累、剧烈运动等
总胆红素	1.7~17.1	μmol/L	升高：总胆红素、间接胆红素与直接胆红素均升高：慢性活动性肝炎、黄疸型肝炎、肝硬化等 总胆红素与间接胆红素偏高：血型不合输血、溶血性贫血、新生儿黄疸、其他胆汁淤滞综合征等 总胆红素与直接胆红素偏高：肝内及肝外阻塞性黄疸、肝炎、胰头癌等
直接胆红素	0~3.4	μmol/L	增高：当红细胞大量死亡时，释放出的间接胆红素增多，经肝脏肝脏代谢，生成的直接胆红素因胆道堵塞，排泄不畅时出现直接胆红素偏高
胆碱酯酶	130~310	U/L	增高：见于糖尿病、神经系统病、支气管哮喘、高血压、肾功能衰竭等 减低：见于肝炎、肝硬化、慢性肾炎、恶性贫血、急性感染、营养不良、肌肉损伤、皮炎及妊娠晚期等，以及摄入氨茶碱、雌激素、可可碱、吗啡、巴比妥等药物

白内障患者饮食宜忌

1.多饮水。

2.多补充蛋白质。瘦肉、鱼类、蛋类、乳类和大豆制品中的蛋白质丰富而质优。

3.多补充维生素A。要常吃点鸡肝、羊肝、猪肝、胡萝卜、蒜薹、香菜、油菜、菠菜等食物以及食用油，因为维生素A要溶解在油脂内才能吸收。

4.多吃含有维生素C的食物。各种水果中富含大量的维生素C。

5.多吃含有B族维生素的食物。含B族维生素丰富的食物有花生、豆类、小米、动物内脏、肉类蛋类、鱼类、米糠、豌豆等。番茄、橘子、香蕉、葡萄、梨、核桃、栗子、猕猴桃等水果中B族维生素含量也很高，另外，还可多吃燕麦、玉米等粗粮。

6.补充微量元素。锌：食物中牡蛎含锌量最高，肝、奶酪、花生等也是锌的丰富来源。硒：食物中有鱼、家禽、大白菜、萝卜、蒜苗等。钼：在大豆、扁豆、萝卜缨中含钼较高。钙和磷：食物有排骨、肉、乳品、豆类、新鲜蔬菜和鱼、虾、蟹等。

7.多吃富含叶黄素的食物。

8.避免过多食用油炸食物。少吃辛辣、油腻食物。

9.少喝酒，禁烟。

我们在此提供健康饮食指导，供您采用：

1.每天主食250~300g，多吃燕麦、玉米等粗粮。

2.每天食用油15g，控制高脂肪饮食，少吃动物内脏。

3.每天食用优质蛋白质，如海鱼50~100g；尽量少食用猪肉等，而以鱼肉、鸡肉代替。

4.每天食用新鲜蔬菜500g（含水果50~100g）。

5.每天食用盐3~5g。